1分で劇的に
変わる!

対人関係がうまい看護師が あたりまえにやっている 50のこと

著
川下貴士
松蔭大学看護学部精神看護学助教
小野坂益成
松蔭大学看護学部精神看護学講師

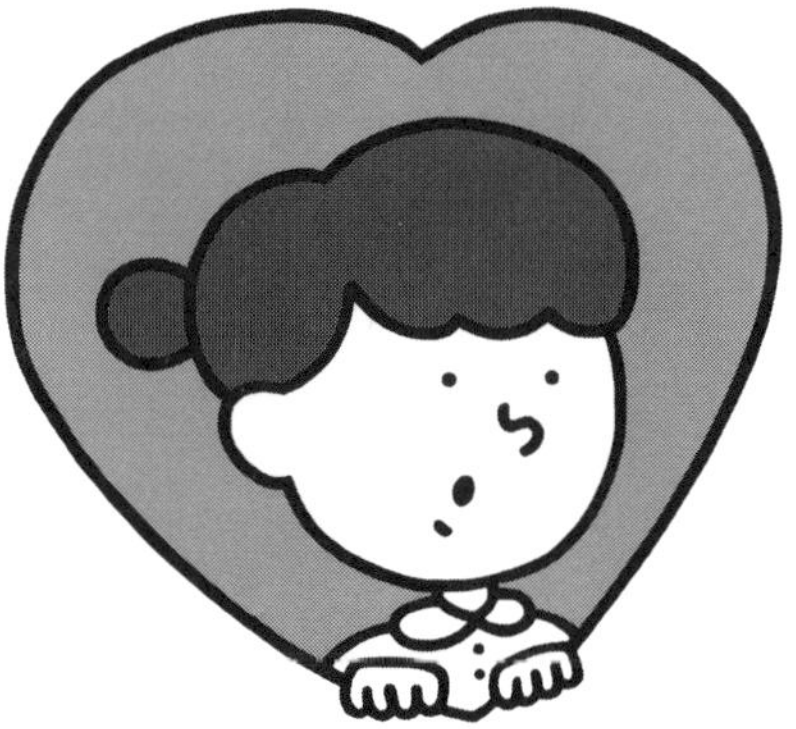

ストレングス、リカバリー、
ポジティブフィードバック……
コミュニケーションに自信をもつには
ちょっとだけ理由《コツ》がある!

MC メディカ出版

はじめに

本書を手に取っていただき、ありがとうございます。

本書の最大の狙いは、コミュニケーションで悩まないことです。そのための50のワザとマインドを作りました。ワザは実践、マインドは考え方になります。この50のワザとマインドは、できるだけフレーズで表現できるように工夫しました。執筆にあたっては、対人関係がうまいと思う看護師に協力いただきました。対人関係がうまい看護師は、普段どのようなワザやマインドを用いて、コミュニケーションを図っているのか？　私たちが普段、コミュニケーションを図る際に活用しているワザやマインドを読みやすく、わかりやすく紹介します。読みやすさ、わかりやすさを重視しているため、根拠の部分は極力、少なくしました。まずは、根拠を気にせず興味があるフレーズから読んでもらってかまいません。

私は新卒から精神看護の世界へ飛び込んで以降、約20年が経ちました。ここまで働き続けられている理由は、本書のサブタイトルでもある精神看護のストレングスやリカバリーといった考え方が好きだからです。この精神看護で学んだワザやマインドがコミュニケーションにも生きてくるということをいつも実感しています。そして、このワザやマインドは、精神看護の現場以外においても活用できるということに気づき、多くの看護師に活用してもらいたいと思いました。

私が精神看護で学んだコミュニケーションのワザやマインドに救われたように、きっと読者の皆さんも本書を通して救われると確信しています。

今回、執筆内容に協力してくれた卒業生の加藤さん、上野さんのおかげで本書はさらにブラッシュアップされました。加えて、本書を書くきっかけを与えてくれた『おとなとこどもの訪問看護』代表の遠山くんと学生たちに感謝の意を表します。私一人の力では絶対、書籍化まで至っておりません。松蔭大学の先生方やこれまで出会った多くの仲間たちの支えがあって今があります。感謝しかありません。そして、本書とは無関係ですが、今も迷惑をかけっぱなしの父（尚一）、母（八重美）には、最高の恩返しができたのではないかと思っています。

最後に、コミュニケーションとは本来、互いが互いを理解するための楽しい手段のはずです。現場では、対人関係やコミュニケーションに悩んでいる看護師が多いと耳にします。本書を通して、多くの看護師が対人関係をうまく築き、コミュニケーションを好きになってくれたらうれしいです。本書が、対人関係で悩まなくなるための参考になることを切に願っています。

２０２４年７月　自宅の書斎にて

川下貴士

実際の使い方❶　患者さんとの場面

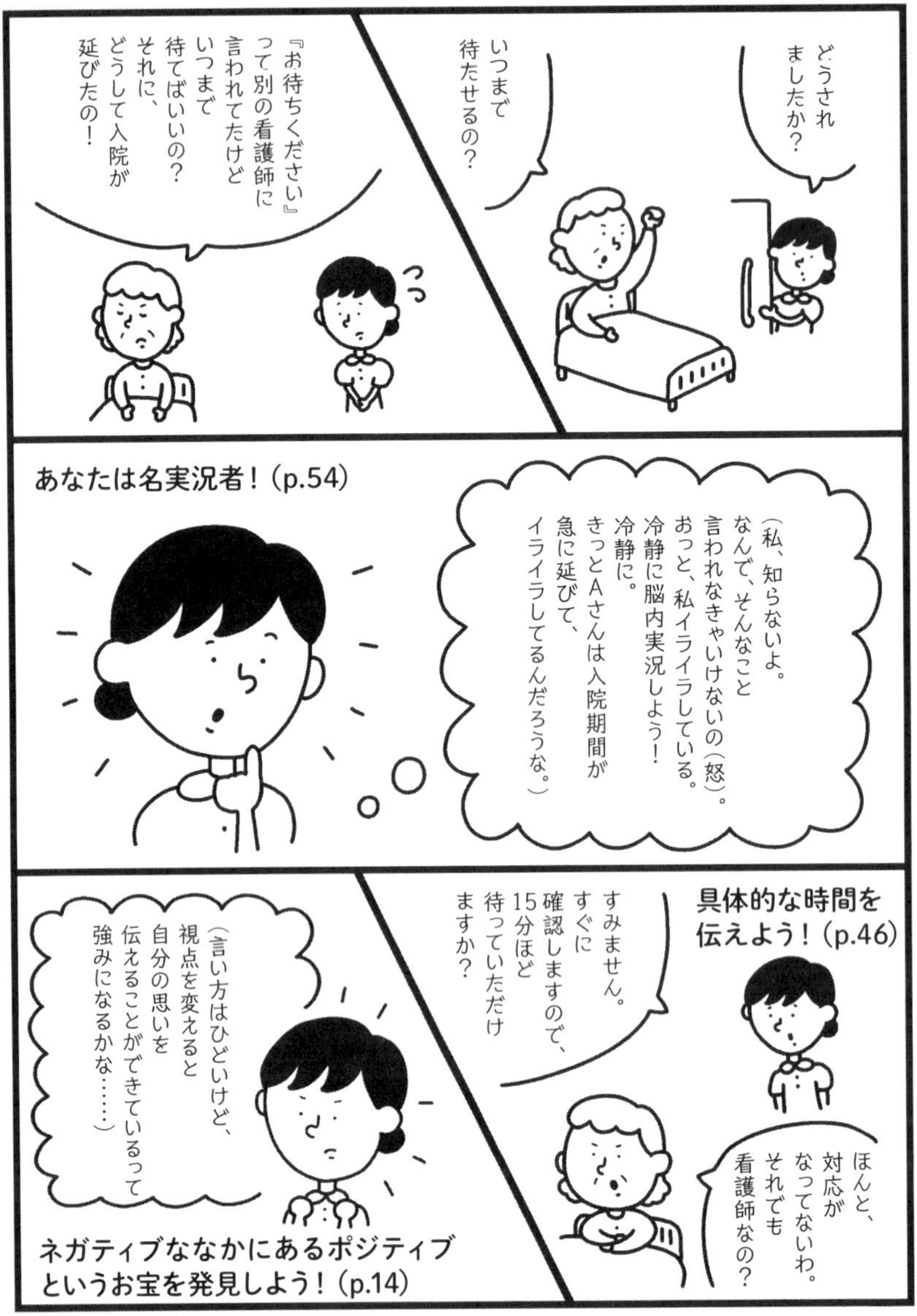

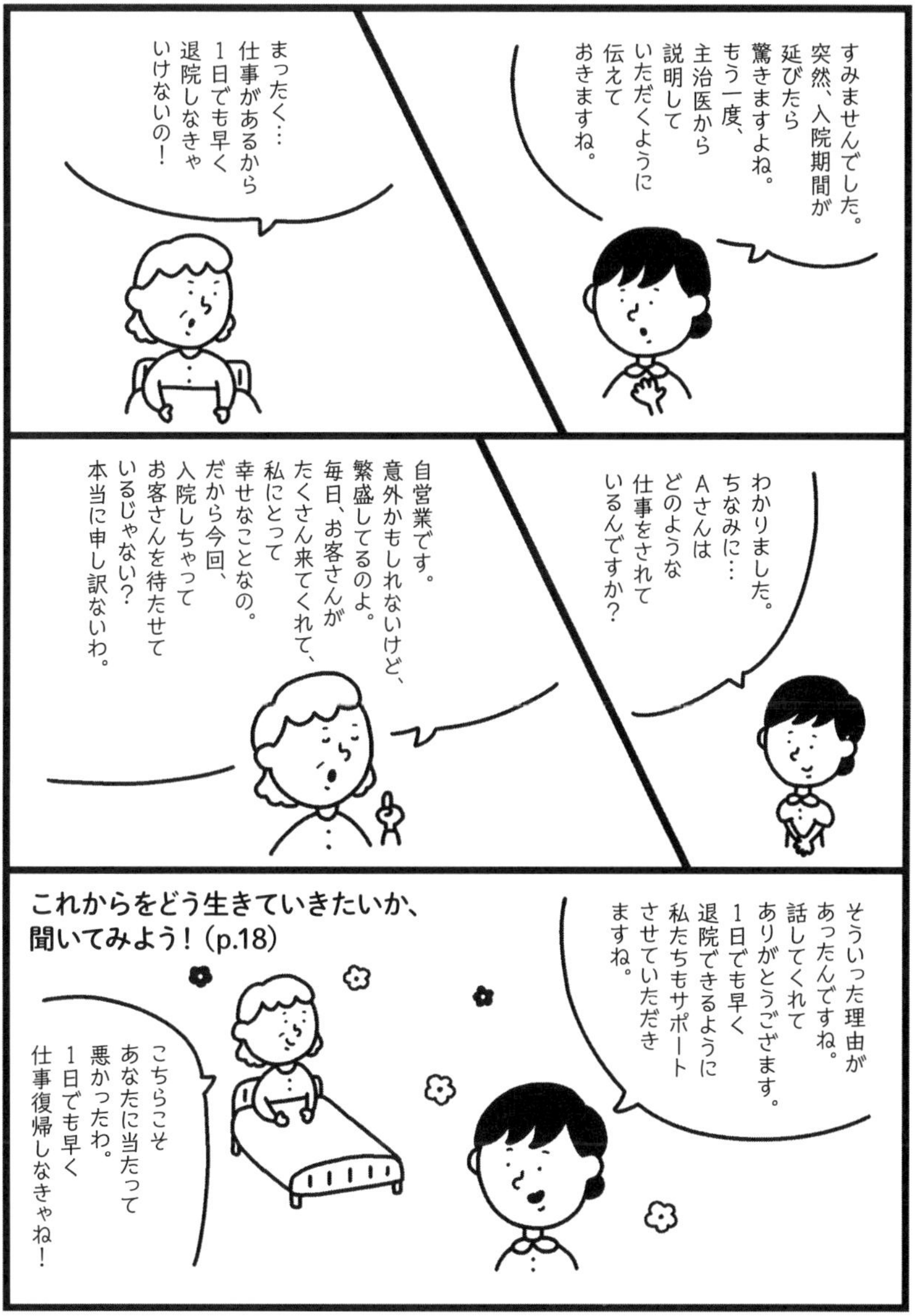
すみませんでした。突然、入院期間が延びたら驚きますよね。もう一度、主治医から説明していただくように伝えておきますね。

まったく…仕事があるから1日でも早く退院しなきゃいけないの！

わかりました。ちなみに…Aさんはどのような仕事をされているんですか？

自営業です。意外かもしれないけど、繁盛してるのよ。毎日、お客さんがたくさん来てくれて、私にとって幸せなことなの。だから今回、入院しちゃってお客さんを待たせているじゃない？本当に申し訳ないわ。

そういった理由があったんですね。話してくれてありがとうございます。1日でも早く退院できるように私たちもサポートさせていただきますね。

これからをどう生きていきたいか、聞いてみよう！（p.18）

こちらこそあなたに当たって悪かったわ。1日でも早く仕事復帰しなきゃね！

実際の使い方❷　スタッフとの場面

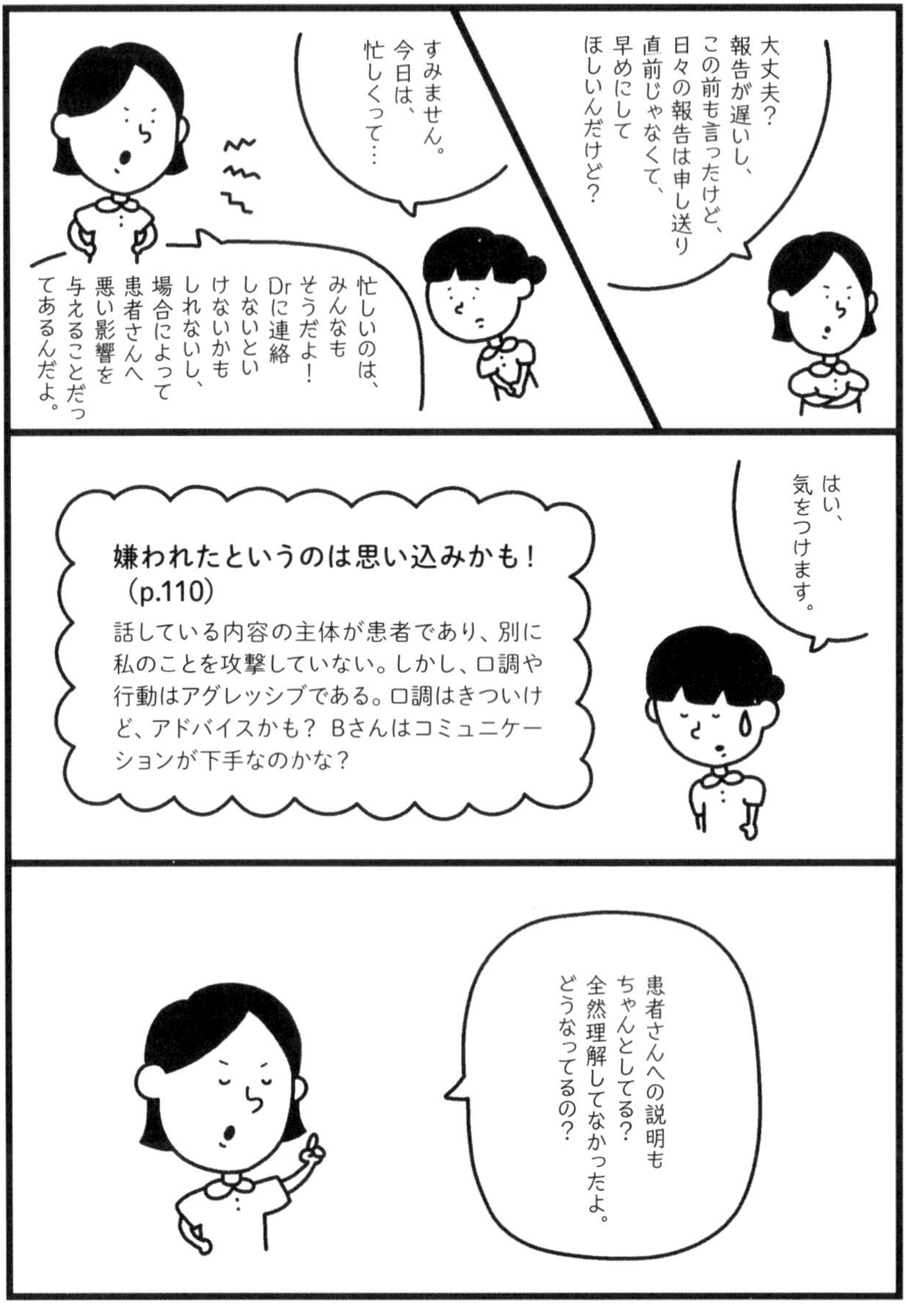
大丈夫？報告が遅いし、この前も言ったけど、日々の報告は申し送り直前じゃなくて、早めにしてほしいんだけど？

すみません。今日は、忙しくって…

忙しいのは、みんなもそうだよ！Drに連絡しないといけないかもしれないし、場合によって患者さんへ悪い影響を与えることだってあるんだよ。

はい、気をつけます。

嫌われたというのは思い込みかも！（p.110）

話している内容の主体が患者であり、別に私のことを攻撃していない。しかし、口調や行動はアグレッシブである。口調はきついけど、アドバイスかも？ Bさんはコミュニケーションが下手なのかな？

患者さんへの説明もちゃんとしてる？全然理解してなかったよ。どうなってるの？

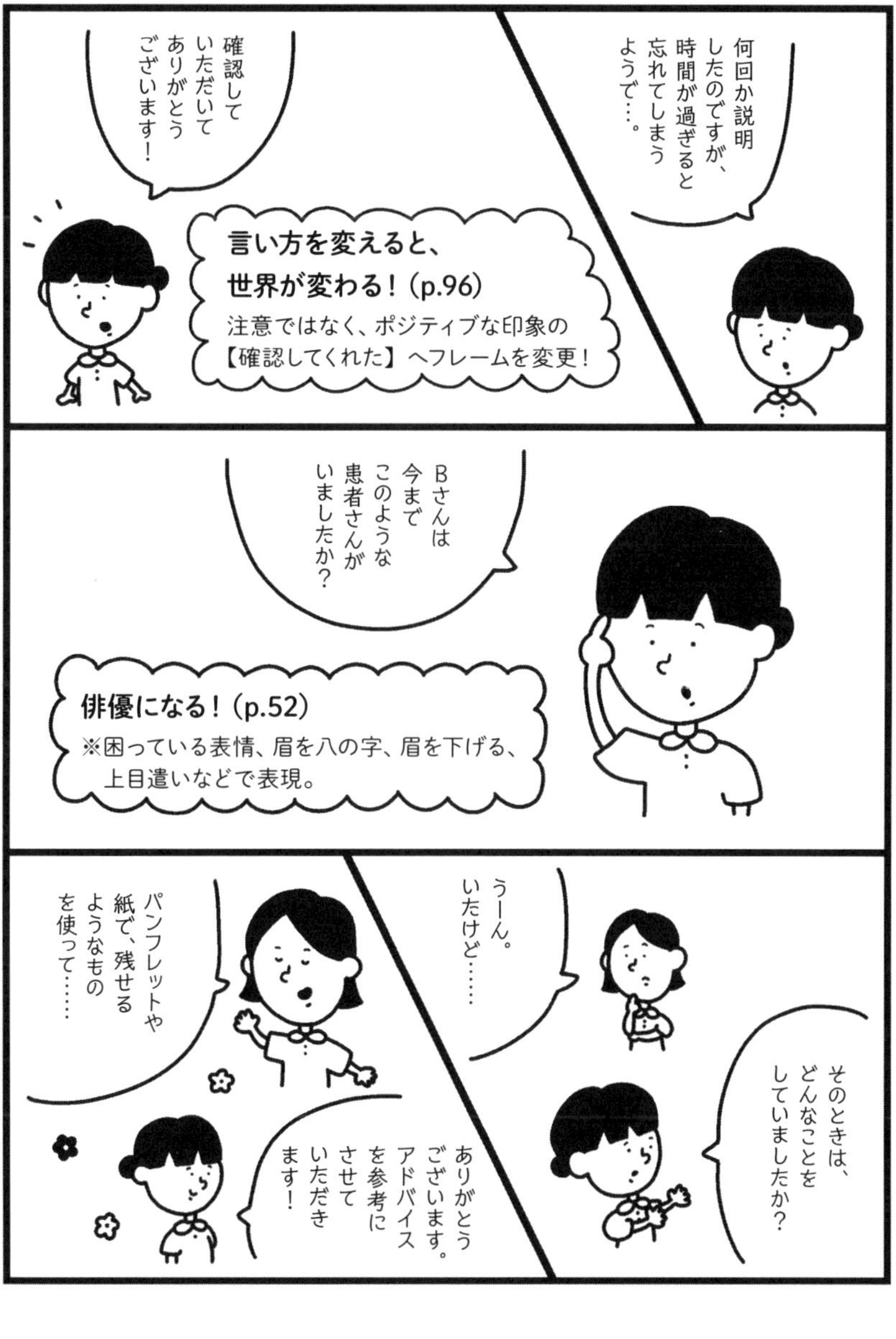
何回か説明したのですが、時間が過ぎると忘れてしまうようで…。
確認していただいてありがとうございます！
言い方を変えると、世界が変わる！（p.96）
注意ではなく、ポジティブな印象の【確認してくれた】へフレームを変更！
Bさんは今までこのような患者さんがいましたか？
俳優になる！（p.52）
※困っている表情、眉を八の字、眉を下げる、上目遣いなどで表現。
うーん。いたけど……
そのときは、どんなことをしていましたか？
パンフレットや紙で、残せるようなものを使って……
ありがとうございます。アドバイスを参考にさせていただきます！

1分で劇的に変わる！

対人関係がうまい看護師があたりまえにやっている50のこと

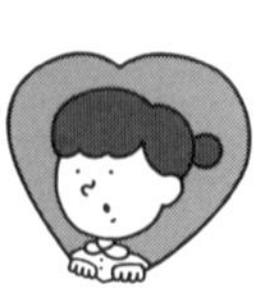

目次

2章 コミュニケーションのマインド編

コラム

1章

コミュニケーションのワザ編

01 ネガティブななかにあるポジティブというお宝を発見しよう！

問題行動という言葉を私たち看護師はよく使いますよね。しかし、私はあまり好きではありません。私たちの視点でみればたしかに問題行動であっても、患者さんからしてみれば問題行動ではないかもしれません。問題行動のなかにもかならず良いところが隠れているはずです。

どうしても問題行動ばかり気になってしまうのであれば、一度、なぜ問題行動を起こしてしまうのか、その背景を考えてみるといいかもしれません。

たとえば訪問看護を拒否ばかりしている利用者さんがいたとしましょう。一見、問題に思えますが、毎回、電話で拒否を伝えていたとしたらそこは利用者さんのできているところですよね？ 玄関のドア越しにこちらの声かけには反応してくれていたら、それもできているところですよね？ こういった小さな小さな発見の積み重ねだと思うんです。利用者さんがこころを開いてくれる日がいつなのか？ それはわかりません。だけど、かならず開いてくれると信じて、あきらめずにかかわり続けることです。

ストレングス

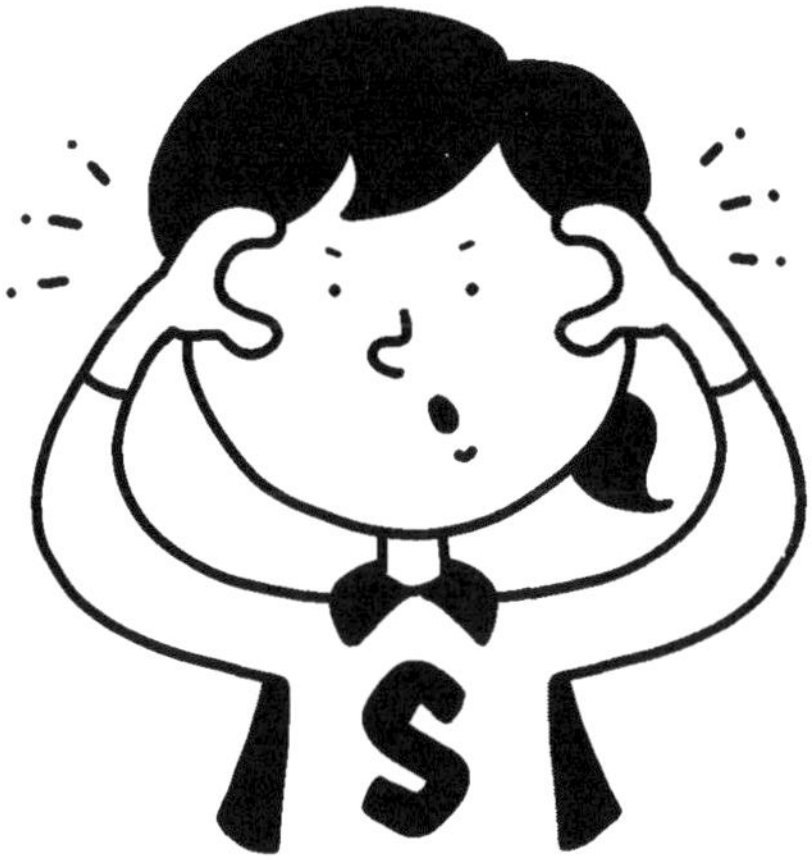

精神科看護において、ストレングスモデルという考え方があります。これはできていない部分ではなく、できている部分（強み）に着目し支援していくという考え方です。

何度も言いますが、問題行動はあくまで看護師側の視点であって、患者さんや利用者さんにとっては、問題行動という認識はないかもしれません。患者さんや利用者さんができる精いっぱいの行動が、看護師側から“問題行動”ととらえられていたとしたらどうでしょうか。患者さんや利用者さんは悲しいですよね。

大切なことは、患者さんや利用者さんが起こした行動の背景を考えることです。行動を起こすまでのプロセスのなかにかならずストレングスが潜んでいると私は思います。そこを発見できるか、できないかでコミュニケーションの楽しさは数倍、変わると思います。どんな場面でも必ずストレングスはあります。ストレングスを発見してみましょう。（川下）

02 愚痴は災いの元だから言わない！

質問です。皆さんは職場で愚痴ばかり言う人と一緒にいたいと思いますか？

思うと答えた人を否定はしませんが、対人関係を円滑にするためには、職場で愚痴は言わないほうがいいです。愚痴を言うととても盛り上がるのはわかります。しかし、自分が言われていたと考えるとどうですか？　けっして気分のいいものではありません。回り回って自分がターゲットとなっている場合もありますし、最終的には対人関係も悪くなります。

愚痴を言いたくなったら、踏み止まって思い出してください。愚痴を言う人、愚痴を言わない人、皆さんだったら、どちらの人と話したいですか？

でも、我慢は禁物です。こんなことを言っていますが、私も愚痴を吐きたくなるときがあります。そんなときはこっそり信頼できる人に愚痴を吐いています。大切なことは、愚痴を吐く場所を間違えないことです。これはＳＮＳでも言えることですよね。どうしても悪いところは目につきやすいですが、対人関係を築くのがうまい人は、相手の悪いところよりも良いところを見ています。

根拠

ストレングス

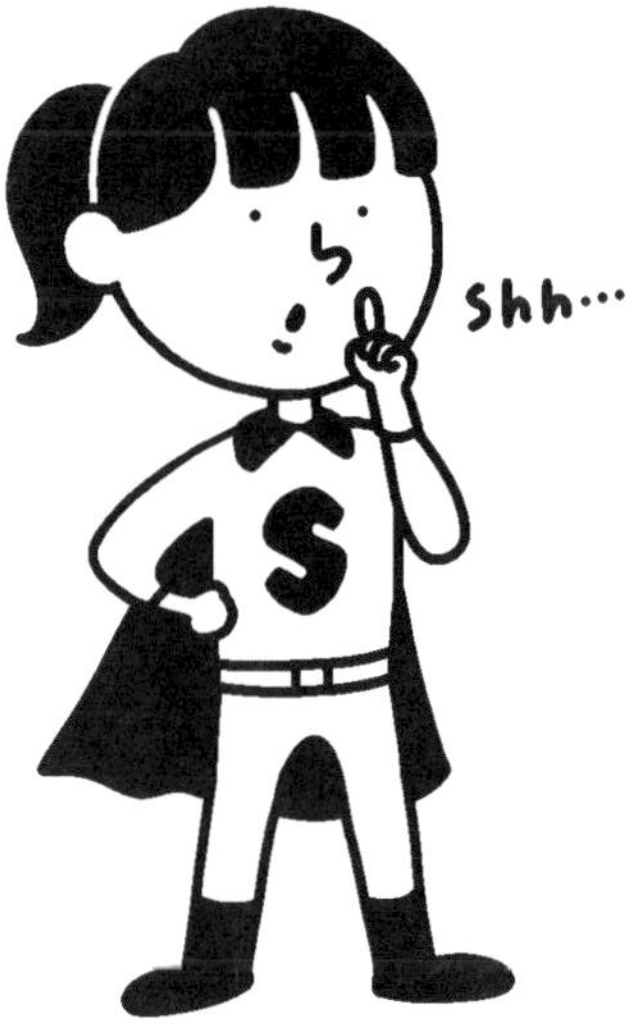

前項記載（p.15）。

このストレングスは精神科看護以外の場面でも大いに活用できます。できていない部分に着目することはけっして悪いことではないですが、できている部分をたくさん見てくれる人、職場の不平・不満ではなく満足している部分、良いところを言っている人は必ず職場の人気者になるはずです。（川下）

03 これからどう生きていきたいか、聞いてみよう！

近い将来、患者さん自身がどうなりたいかを確かめてみましょう。

入院生活が長期にわたる患者さんにこんな質問をすると、「夢や希望なんてないよ」と返答されるかもしれません。

入院していると、三度の食事は黙っても出てきます。お風呂も毎日ではないけれど定期的には入ることができます。おやつも、お金に余裕があれば好きなものが食べられます。生活において不自由なく暮らせています。でも本当にそれが患者さんにとってベストなことでしょうか？

「おいしいものをたくさんの人に食べさせてあげたい」「野球場に行ってみたい」「○○のコンサートに行きたい」「自動車を製造してみたい」「働きたい」「学校に行きたい」「一人暮らしをしたい」「結婚したい」「子どもを産みたい」など夢や希望は人それぞれあると思います。そのことが聞き出せたならば、それに向けたアプローチを一緒に考えるだけでも話は弾むのではないでしょうか。

根拠

リカバリー

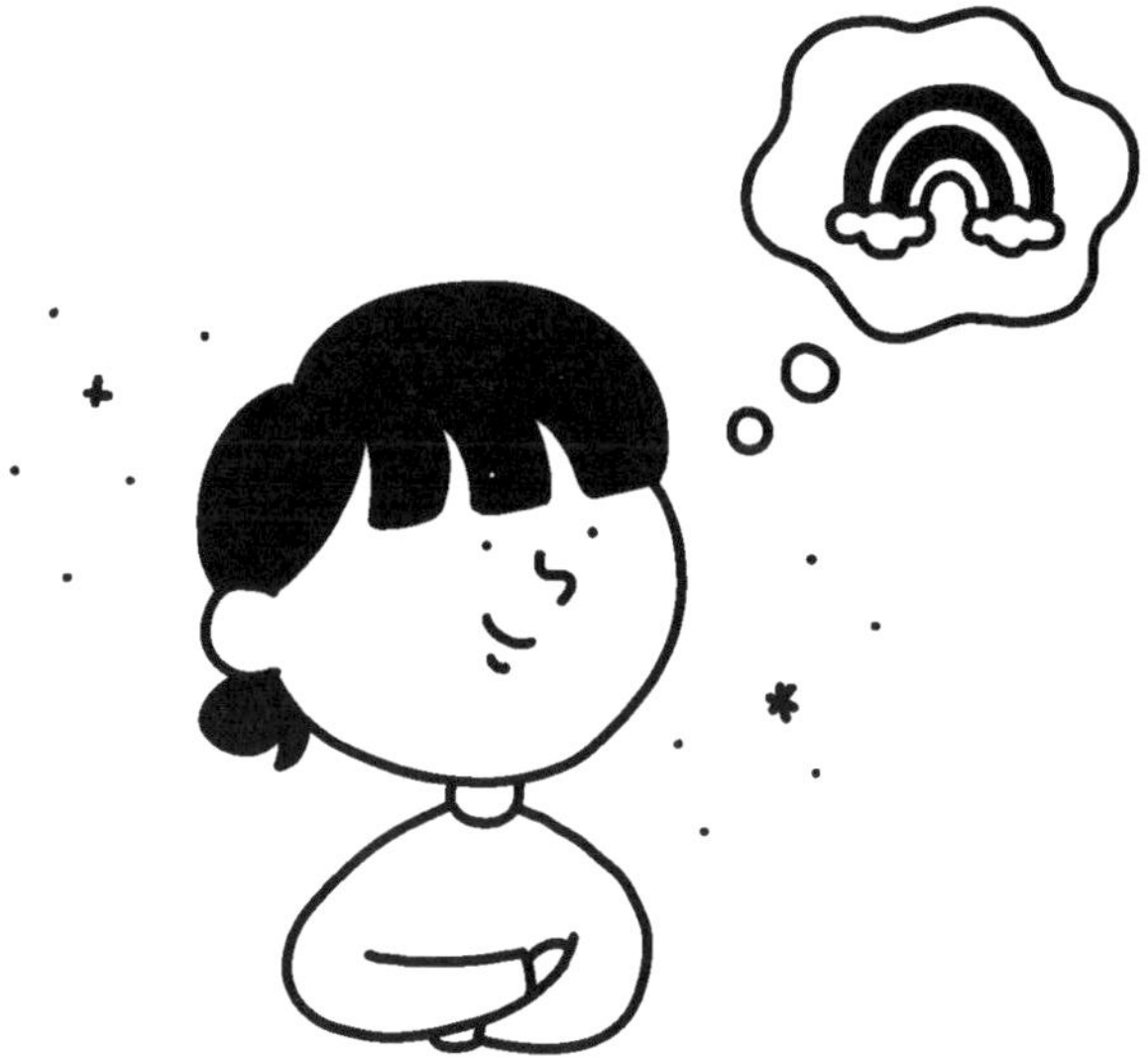

病気が回復するという意味のリカバリーではなく、精神科医療では病気がありながらもその人らしく生きるという”リカバリー”という考え方があります。このリカバリーという考え方は、精神科医療以外の場面でも大いに活用できるかと思います。

夢を持つこと、希望を抱くことは、その人がその人らしく生きていくために必要なものでリカバリーにつながります。そしてリカバリーは、その人が感じる主観的な概念で、他者は関係ないのです。本人自身が夢をもって生きること、希望を抱いて生きることが大切です。そして、このリカバリーという考え方は精神疾患の有無に限らず、いろんな場面で応用できるのではないかと思います。（髙橋）

04

知らないフリをしてみよう！

患者さんや職場の上司、同僚、後輩などとコミュニケーションを図っていると、自分が知っている話も出てきますよね。話題のドラマやスポーツの試合結果、ニュースなど……。

そんなとき私は、話をしている人をよく見ています。どんな表情なのか、口調は穏やかなのか、楽しんでいる様子はあるのか、などを観察するのです。そして、話をしているときにその人が輝いているなと感じたら、自分が知っている話題であっても、意図的に知らないフリをして、話を聞いたりしています。

人が輝いている姿って素敵じゃありませんか？　好きな話をしているときこそ、その人が一番輝いているのではないかと私は思っています。もちろん、私自身も好きな話題が出た場合は、知らないフリをせずに共感して、一緒に盛り上がったりすることもありますけどね。

この人は何かを伝えることが好きなのかな？　と思ったら、知っていても知らないフリをしてみる。一度、試してみてください。

リカバリー

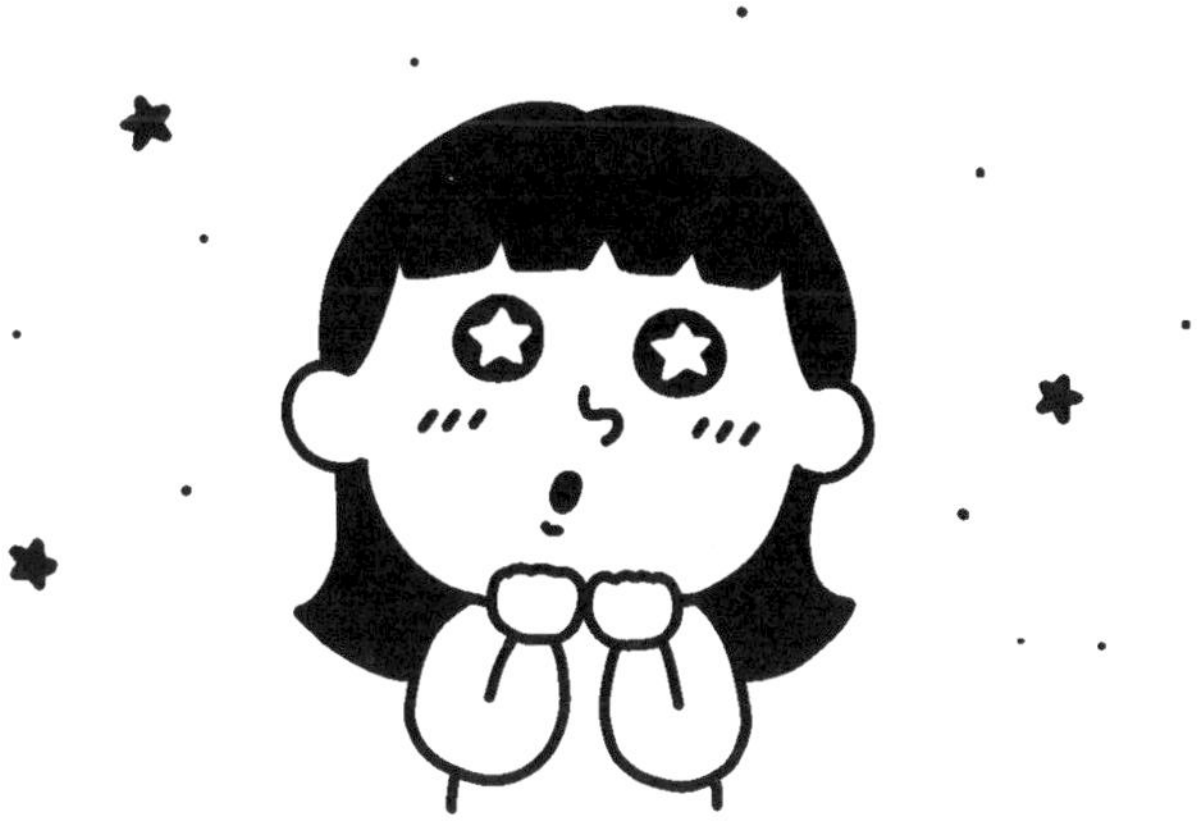

前項記載（p.19）。

精神疾患の有無に関係なく、その人らしさを尊重するということです。その人が尊重されているという主観的な思いが大事なんです。自身が尊重されているなと思うときはどんなときですか？ スポーツをしているとき、好きな話を聞いてもらっているときなど、いろんな場面があるかと思います。ぜひいろんな場面をリカバリーの視点でコミュニケーションしてみてください。信頼関係がグッと築きやすくなりますよ。（川下）

05 知らなくてもわからなくてもいい!

04『知らないフリをしてみよう!(20頁)』にすこし似ているかもしれませんが、学生とかかわるなかでよく相談を受けることがあります。「先生! 私、将棋がわからないので、患者さんから誘っていただいたのに断りました。私、ダメですよね……」と悲しい顔をして私に伝えてきます。全然、ダメじゃありません! ただ、知らない、わからないなら教えてもらえばいいのです。

その人が教えることが好きだった場合、自分が知っていることを相手に教えているときは、その人が輝いている瞬間でもあります。一見、看護師なら知らないとダメと思いがちですが、ゼロから知る(学ぶ)機会をもっていると考えたら果たして本当にダメなことでしょうか。

私は知らないこと、わからないことが逆にストレングスに思えてきます。知らないこと、わからないことで逆にコミュニケーションがスムーズに図れることもあるのではないかと思います。でも、職場の上司や同僚への多用は厳禁かもしれませんので、判断は慎重にしてくださいね。

根拠

リカバリー

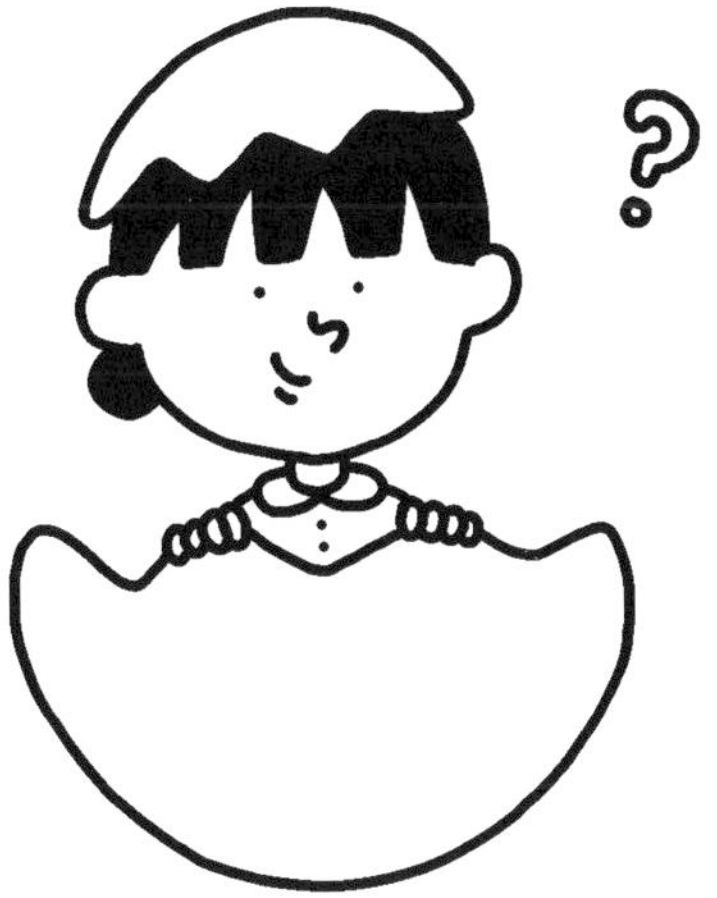

前項記載（p.21）。

伝えることが好きな人からすると知らない人、わからない人へ伝えているその瞬間はまさにその人らしさが出ている瞬間ではないかと思うんですよね。だから、04の『知らないフリをしてみよう！』が、コミュニケーションのワザになるのです。

知らないこと、わからないことは一見、ネガティブにとらえがちですが、リカバリーの視点で考えてみるとポジティブなものに変わるのではないかと思います。（川下）

06

斜めに座ろう!

患者さんから「ベッドに座りな」と言われたことはありませんか？　コミュニケーションをうまく図るためには座れるなら座ったほうがいいです。

そんなとき、皆さんはどのポジションに座っていますか？　対面？　斜め？　横？

じつは、座る位置にも意味があります。私の場合、座るポジションを選べるなら横一択と言いたいところですが、いきなり横に座るのはハードルが高いですよね。そこでオススメなのが、できる限り横に近い斜めです。

これは面接技法のテクニックの一つで、斜めに座ると圧迫感を軽減し、安心感が得られるためです。地味なテクニックですが、このような積み重ねがコミュニケーションでは大切です。

もちろん横同士でもうまくいきやすいですよ。

根拠

90°法（面接技法）

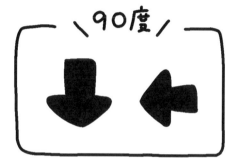

面接技法の90°法とは、看護師が患者さんとコミュニケーションを図る際に用いるワザです。看護師は患者さんと90°の位置になるところに座り、患者さんと目線を合わせます。

これによって、患者さんとの距離が近くなり、より親密な関係を築くことができます。また、患者さんの表情や非言語的なサインも読み取りやすくなります。

さらに、患者さんがリラックスして自分の話をしやすくなるだけでなく、看護師が患者さんの状態をより正確に把握するためにも有効です。

この90°法を活用することで、患者さんと信頼関係を築き、効果的なコミュニケーションを図ることができます。（川下）

07 共感してみよう！ 褒めてみよう！

人は褒められてうれしくないことなどありません。過度に褒めすぎるのには注意しつつ、相手を褒めてみてはどうでしょうか。

自己肯定感が低い人の特徴として、「自信がないからチャレンジできない、失敗するから」などと考えてしまう傾向にあります。その原因として、過去の失敗へのこだわりやトラウマ、コンプレックスなどが考えられます。

患者さんとコミュニケーションを図るときは、まずは患者さんに安心感を与えることが大切です。「この人なら話しても大丈夫かな」と思ってもらうことです。そして患者さんの話に耳を傾け、「そうだったですね」、「それは大変だったんですね」などと共感したり「スゴいですね」「素敵ですね」などと褒める言葉をかけてみましょう。

ポジティブな言葉で伝えたりフォローしたりすると、患者さんが「こころ」を開いてくれやすくなりますよ。

根拠

ポジティブフィードバック

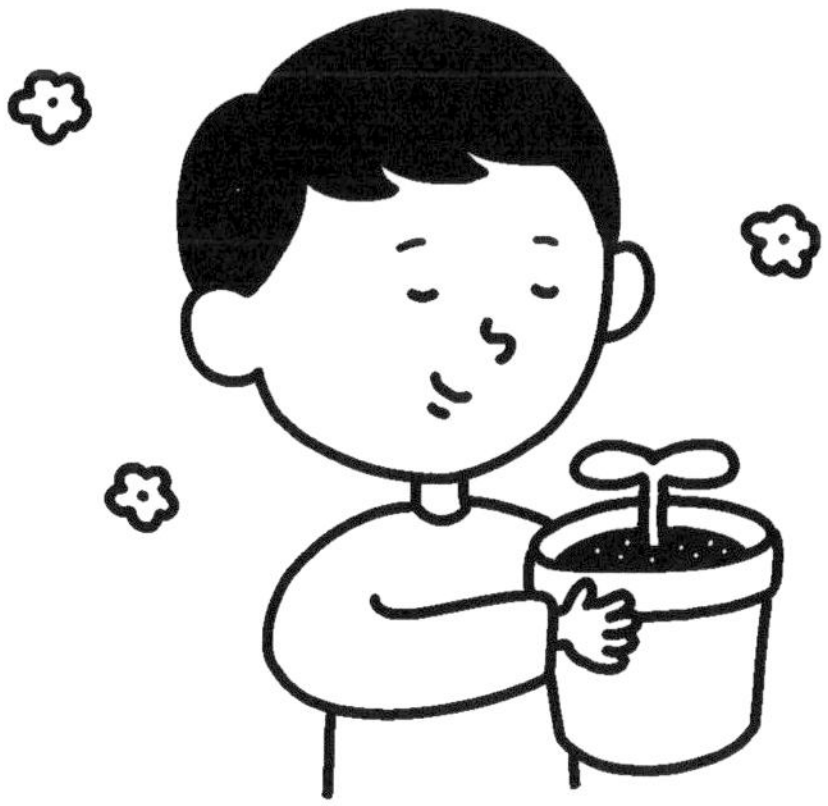

精神科看護の分野では、ストレングス（できている部分）の視点を生かして、患者さんができている部分に肯定的な声かけを行うことをポジティブフィードバックと言います。

ポジティブフィードバックの目的は、信頼関係を構築することはもちろんのこと、小さな成功体験を重ね、治療意欲を高めることです。

このワザは精神科看護の分野に限らず、スタッフとのコミュニケーションにも応用できます。新人同士でお互いに行ってもいいです。もちろん自分自身にも使えます。ポジティブフィードバックを活用することで働く意欲も高まるはずです。皆さんなら今日からできますよね？（高橋）

08 YES・NOで答えられる質問

あなたは、よく眠れていますか？　おなかが空いていますか？「はい」か「いいえ」で答えてください。

これらの質問は求めている返答が明確でわかりやすいし、答えやすいですよね。

患者さんに質問する場合は、「痛みはありますか？」「気持ち悪さはありますか？」というように、ＹＥＳ・ＮＯで答えられる聞き方をしてみましょう。

とくに、患者さんが疲れているときや、答えづらいときなど、あまり考える必要性がなかったり、すこしの労力で返答できるように質問すると患者さんの負担が少なくなります。

あまり答えてくれない患者さんも、こうした聞き方の質問には答えてくれることがあり、状況に応じてですが結構使える質問方法です。

根拠

クローズドクエスチョン

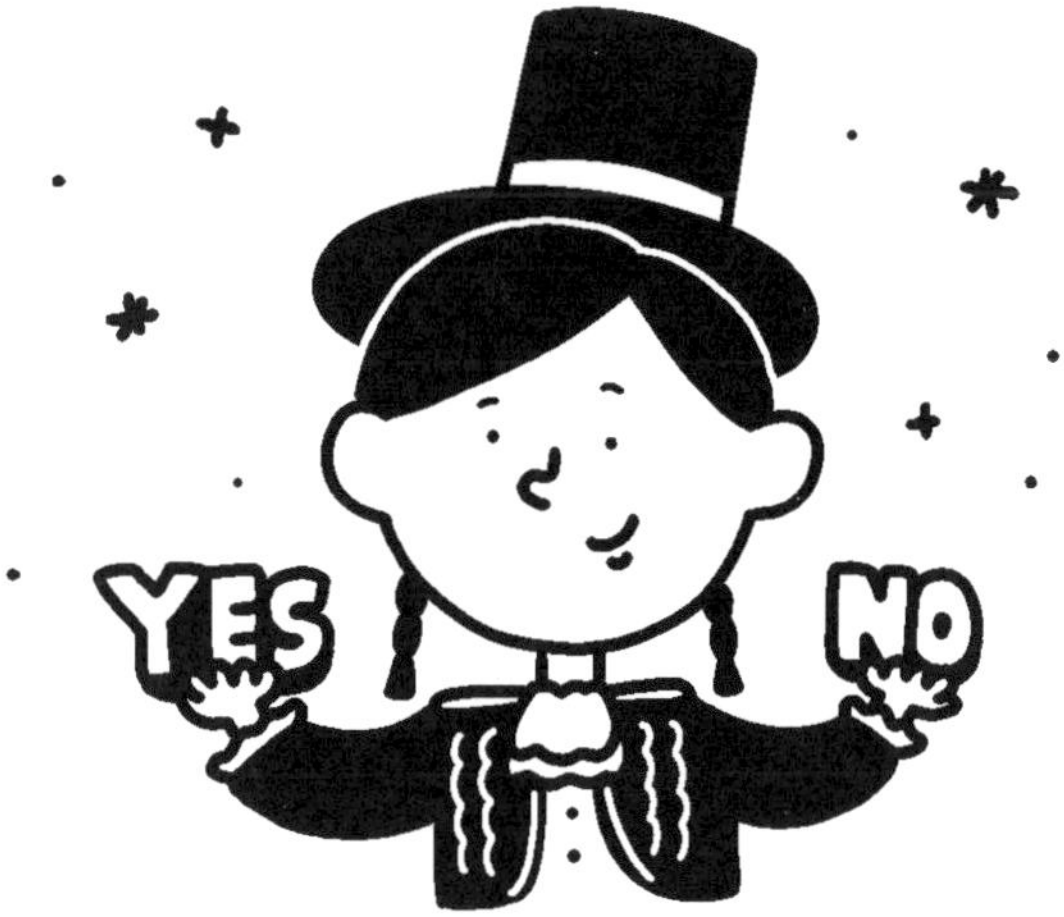

質問技法にクローズドクエスチョンというワザがあります。

「あなたが好きなご飯は？」ではなく、「あなたはチャーハンが好きですか？」といったYSE・NOで答えられる質問です。YSE・NOで返答すればいいので、相手にとってはとても答えやすい質問ですよね。

医療従事者が患者さんに明確な答えを求めるときにも使えます。

しかしクローズドクエスチョンは使い勝手は良いですが、それだけの質問の会話では、相手は話したいことも話せないままになってしまいます。そのため、患者さんの状況に合わせて、オープンクエスチョン（p.31）も織り交ぜて話しましょう。（小野坂）

09

詳しく教えて!

「あなたは、どのくらいよく眠れていますか?」「どんな食事が好きですか?」患者さんについて知りたいときに、いろいろ質問をしますよね。

では、たとえば患者さんの痛みについて確認をするときは、どのように質問しますか?

「どこが痛みますか?」「いつごろから痛みますか?」などと具体的に聞くと、質問者が何を知りたいかが明確なので、患者さんは自由に詳しく話してくれるかもしれません。しかし、「痛みはどうですか?」といった漠然とした質問では、相手が何を知りたいのかわからず、患者さんは混乱しちゃうかもしれません。そのため、詳しく知りたいときは、「何を聞きたいのか?」を意識して質問を考えることがコツです。

根拠

オープンクエスチョン

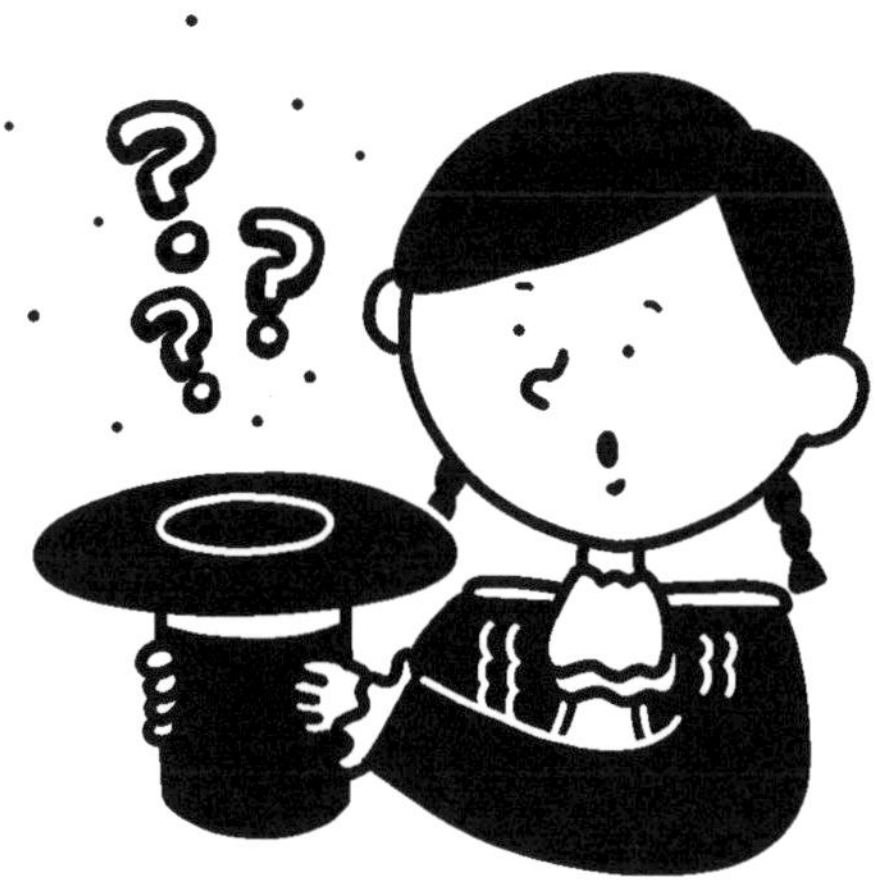

質問技法にオープンクエスチョンというワザがあります。

より具体的に答えを求める方法です。

「あなたはチャーハンが好きですか？」ではなく、「あなたが好きなご飯は？」といった質問です。

相手にとっては、すこし考えるかもしれない質問ですよね。これは、考えることもそうですが、その後の話題などが広がる質問技法です。

ただ、オープンクエスチョンのみの質問は、なかなか疲れます。そのため、患者さんの状況に合わせて、クローズドクエスチョン（p.29）も織り交ぜて話しましょう。（小野坂）

10 ベッド周囲を見渡してみよう！

コミュニケーションを円滑に図るには、まずは患者さんの好きなものを知ることが大事です。はじめて病室を訪れる際、緊張するかもしれませんが、ベッドの周囲を見渡してみましょう。床頭台やテーブルには患者さんの好きなものの情報がたくさん散らばっています。新聞・雑誌、漫画や小説、リハビリテーションのトレーニング方法など、かならず何かしらのヒントがあるはずです。あいさつを交わしながら何か話のきっかけとなるものを見つけておきましょう。

「○○がお好きなんですか？」と声をかけることができれば、あとは流れに身を任せ、コミュニケーションを図るだけです。

根拠

パーソナルスペース

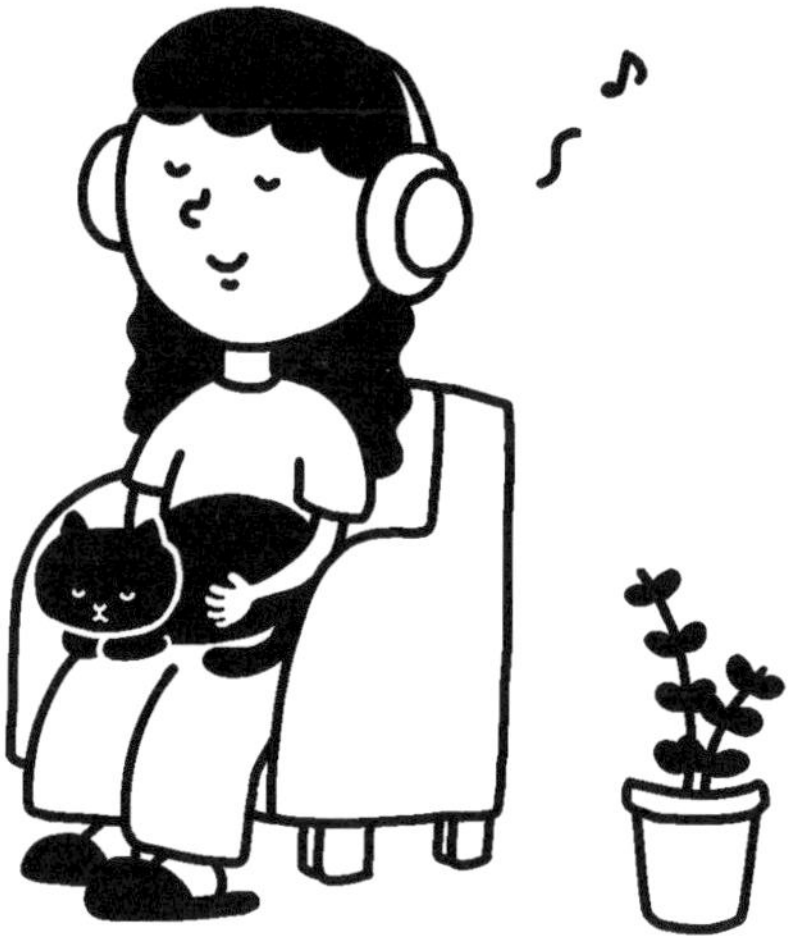

パーソナルスペースとは、自分自身がリラックスできる場所や状態を指すことが多いです。それは心理的負担を感じない自身の空間距離だけでなく、身体的に心地よいと感じる場所（例：自分の部屋、お気に入りの椅子、静かな公園）や、心理的な領域（例：好きな音楽を聴く、読書、瞑想）にも関連します。

ベッド周りは生活の空間になっているため、患者さんの嗜好が現れることが多いです。自分の好きなことの話は……皆さんけっこう好きですよね？（川下）

訪問看護での失敗談①

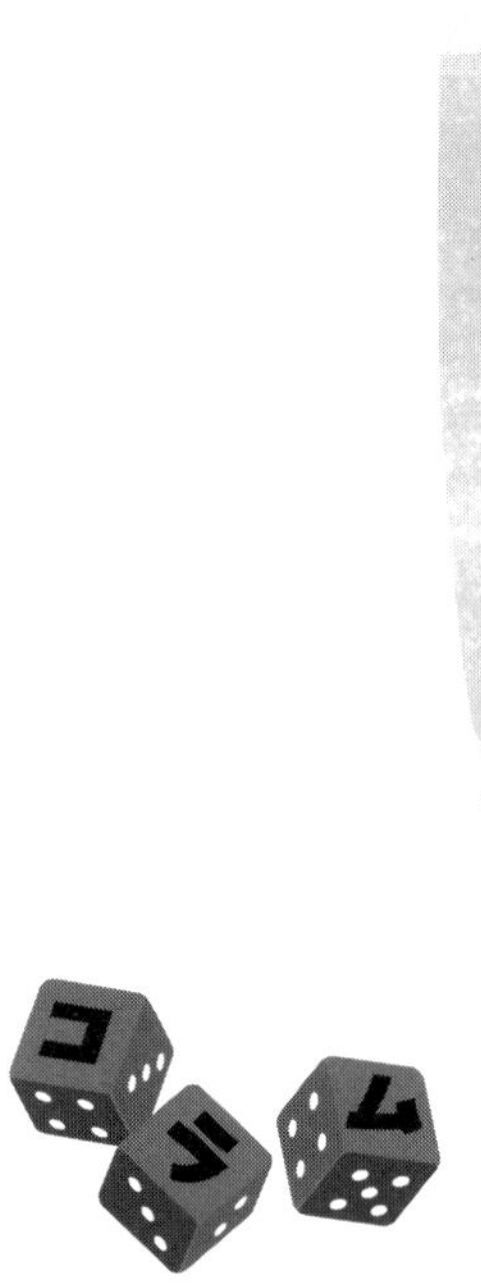

　訪問看護を利用しているAさん。ある日、新人スタッフと精神保健福祉士、私の三人で同行訪問へ行ったことがありました。その際、生活の様子についてAさんから話を聞いていると突然、語気を荒げて「何なんですか？　気分が悪いです。帰ってください」と言われました。

　気分を害したことに対して私は謝罪してステーションへ戻りました。なぜAさんが気分を害してしまったのか、何か思い当たる点がないか新人スタッフや私自身も振り返ってみたのですが、皆目見当が付かないままでした。その後もモヤモヤとした日々を過ごしていると、主治医から「訪問看護スタッフの何気ない発言が、Aさんにとっては、嫌味に感じられた」との報告を受けました。主治医からAさんにはそのような意図はないということを説明してくれて、Aさんも理解してくれました。次の訪問では、Aさんのほうから「この間はすみません。何か調子が悪くて。悪かったと思います」と謝罪されたので、「不調であれば遠慮なくお伝えください。Aさんが無理のない生活を送ることが大切ですから」と改めて説明しました。

Aさんが気分を害されたときの状況を振り返ると、訪問スタッフの人数（三人で同行訪問したこと）・希薄な関係性（新人スタッフを連れていったこと）などはAさんにとってマイナスであるととらえられてしまったのではないかと今は考えます。

ゆっくり話を聴く雰囲気を作り、（間の取り方や沈黙）本心を理解すること。しっかりと向き合う姿勢が、訪問看護の場においても重要であることを再認識しました。（髙橋）

11 自分で選択してもらうようにかかわろう！

コミュニケーションを図る際に命令されたらどう思いますか？「血圧測ってきて！」と言われて気持ちよく仕事ができますか？　おそらく多くの人は命令されたらいやな気持ちになりますよね。では、どうすればいいのでしょうか？

「あの患者さんすこし血圧高いかもしれないけど、どう思う？」と質問するんです。そうすると、質問された人は血圧を測ったほうがいいのか考えてくれますよね。そして、自分で考えて血圧を測るという答えを選択してくれるはずです。血圧を測るという目的は同じですが、そこまでのプロセスは大きく違いますよね？

この自分で選択するという行為が重要なんです。俗にいうエンパワメントなんですが、これは患者さんだけではなく、看護師においても言えることなんです。自分の考えが尊重されているという感覚が信頼関係につながっていくんです。この本の感想をSNSにアップしなさいという命令では、読者の皆さんとコミュニケーションを円滑に図れるわけないと思います。この本の感想をSNSへアップすることは皆さんへお任せします。

根拠

エンパワメント

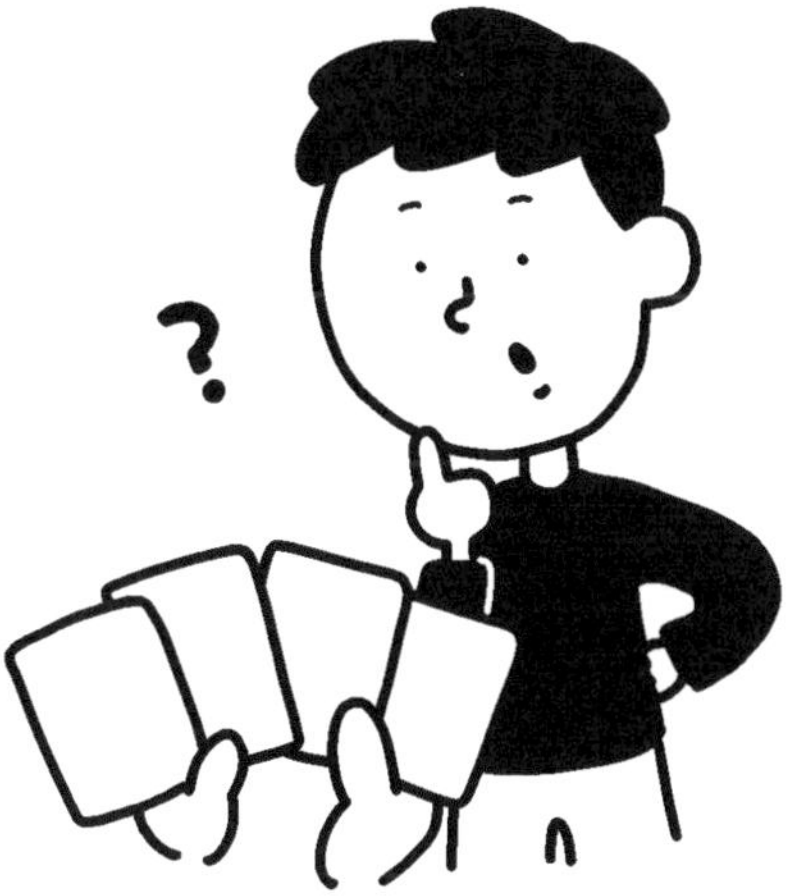

みずからの意向に沿って、主体的に自身の能力を引き出したり、社会環境を改善したりすることをエンパワメントと言います。

患者さんの入院生活や利用者さんの自宅での生活のなかで、本人がその人らしく過ごすためには、多くの選択をしなければいけません。その状況で、いかに自分で選択してもらえるようにするかが大切です。自分で選択をするということがエンパワメントにつながります。

そのエンパワメントの考えを患者さんや利用者さんだけではなく、スタッフにも応用できるのではないかと私は思います。エンパワメントを高めるためにあえて自分で選択してもらうことは、コミュニケーションを図るうえで大切なことではないかと思います。(川下)

12 心地よさのポイントを探ろう!

患者さんから「あなたと話してもおもしろくない」って言われてしまいました。結構ショックなことですよね。がんばって会話が止まらないようにしたはずなのに「おもしろくない」って……。話題がよくなかったのかな、嫌いな話題に触れてしまったのかな、などといろいろ考えてしまうと思います。

はたして「おもしろくない」の根拠ってなんなのでしょうか。

患者さんはあなたと話すとき、どんな表情をしていたでしょうか。また、話をするまでに患者さんは何かしていたでしょうか。私たちだって、話をしたい気分のときとそうでないとき、話ができる余裕があるときとないときがあると思います。また、一方的な会話をされてつまらないなと思った経験はありませんか？　会話はコミュニケーションの基本です。

相手にとって、その会話の内容が好むものだったのか、一方的に話しすぎてなかったかなど、相手にとって心地いい会話ができていたか、会話していたときのことを振り返ってみましょう。

根拠

カンフォータブルケア

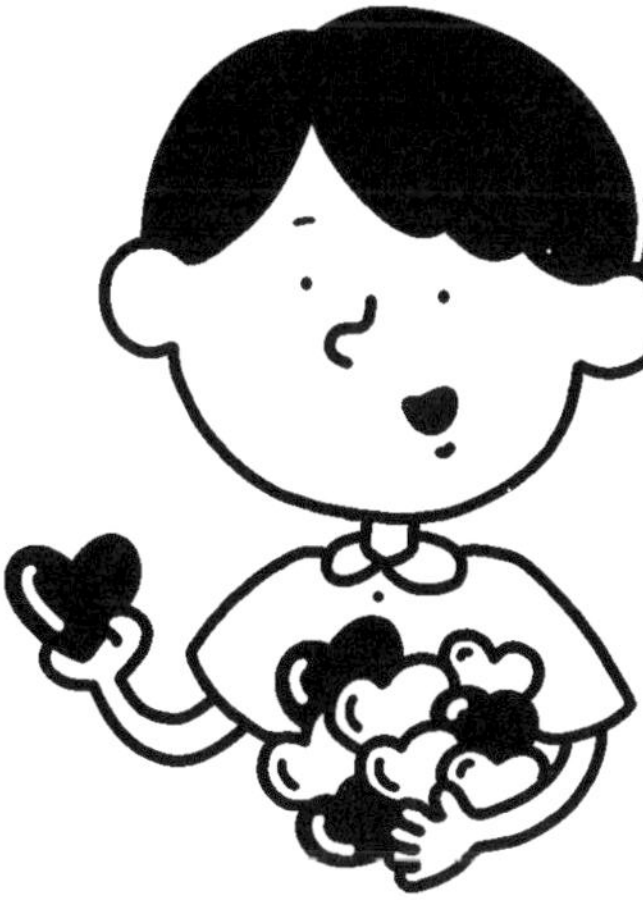

カンフォータブルケアとは「心地よい刺激のケア」のことで、認知症の患者さんに対するケアとして注目されています。

「心地よい刺激」とはどういうことでしょうか。たとえば私たちもこわばった表情でいきなり話しかけられたらどう思うでしょうか。とても心地よい環境とは思えないでしょう。

相手に笑顔で接し、さらには「この患者さんにはどのような会話が良いかな」と、手探りながらも相手の「心地よさ」を探してみましょう。この「心地よさ（快刺激）」がカンフォータブルケアです。（小沼）

13

自分の気持ちを伝えよう!

患者さんが話してくれることを傾聴したり、受容したりするのは皆さん得意だと思います。もちろん看護師として重要なことですし、それを心掛けている皆さんはたいへん素晴らしいと思います。

そこで私からもう一つ提案があります。

患者さんが話してくれたことに対して、自分自身はどんな気持ちになったのか？　ということを伝えてみてください。

自己開示という言葉がありますが、この自己開示ができる看護師は少ないと感じています。

「今日一日お話しできて、私はうれしかったです」

「一緒にトランプができて、楽しかったです」など、この一言を添えるだけで、患者さんの印象がかなり変わってくると思います。

この人に話して良かったなと思ってもらうことが、コミュニケーションをスムーズに図るための秘訣ではないでしょうか。

皆さんがこの本を手に取ってくれて私はすごくうれしいです。

根拠

自己開示

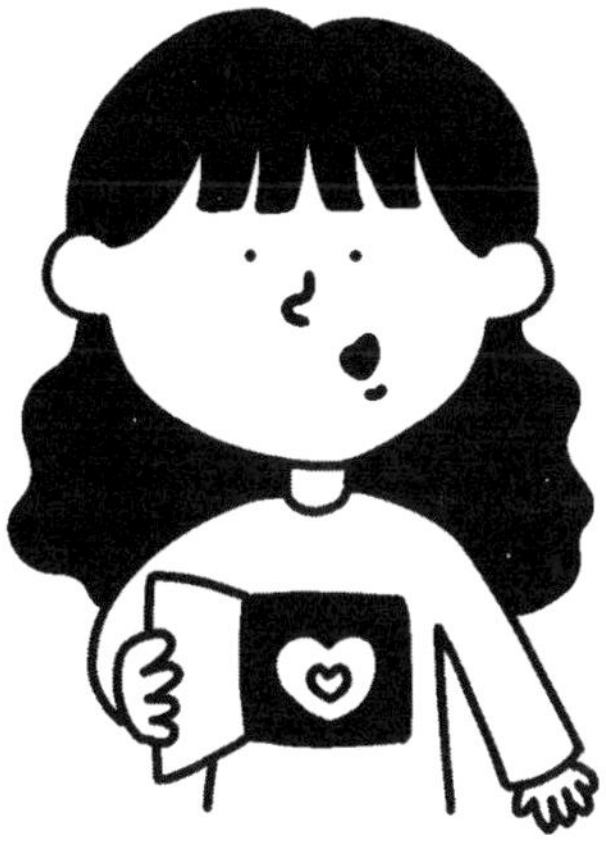

看護師の自己開示は、患者さんと信頼関係を築くうえで重要なワザです。

自己開示とは、看護師が自分自身についての情報を患者さんに伝えることです。これには、「避けられない自己開示」「意図的な自己開示」「相手との会話で即時的に得られた情報の自己開示」の３類型があります。

今回の場合は「意図的な自己開示」になります。意図的な自己開示は、患者さんに親近感を覚えてもらうために行われますが、患者さんの感情に配慮が必要です。そのため、ネガティブな場面では、控えたほうがいいかもしれませんね。しかし、自己開示により患者さんに安心感を与え、他者と思いを共有することで信頼関係の構築につながると思います。（川下）

14 いろんな考え方を受け入れて活用してみよう！

「A先輩からはこう聞いたのに、B先輩には別のことを言われた」など、先輩によって指導内容が違っていて戸惑う場面って結構ありますよね？

ストレスが溜まりますが、不満としてだけ受け止めてしまっていたら、それはもったいないかもしれません。いろんな意見として活用しましょう。

看護はマニュアルに沿って行うことが多いですが、その過程や考え方は人それぞれなことが多いです。指導の内容が先輩によって異なっていたとしても、まず受け入れる姿勢を持ち、なぜ違う指導をされたのかを考えてみるとさまざまな視点が見えてくるかもしれません。それって、自己の成長につながるかもしれません。そして患者さんに適した看護を探す手がかりになりますよ。

根拠

経験学習理論・批判的思考

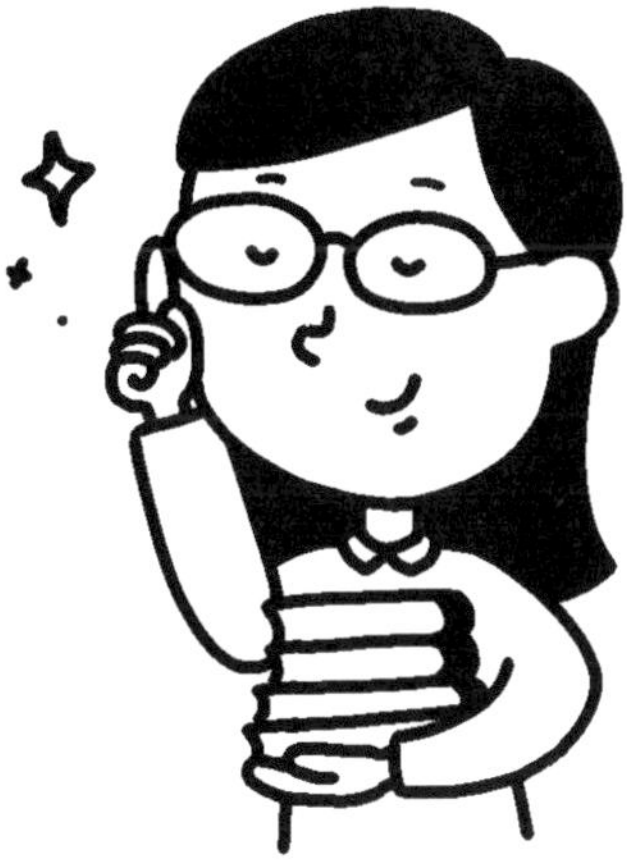

経験学習理論は、個々の経験を通じて学習が行われるとする理論です。これは、各先輩看護師が経験のなかで学んだことが各自異なることを指します。一方、批判的思考は情報や意見を評価し、論理的に分析する能力を指します。

自分に合った方法を見つけたり、論理的・客観的な視点で見ることは重要ですよね。いろいろな先輩の指導を受け入れることで、自分もさまざまな経験・引き出し（さまざまなアイデア）を増やすことができます。しかし、医療は日々進歩しているので、以前は正しいとされていても、今では違う方法に変わっていることもあります。そのため、『今、そのやり方は最善なのか？』と、その都度批判的な思考を持ち続けることが大切ですよね。

ただ、だからといって真っ向から先輩を批判してしまうと、関係が悪くなるので注意が必要です。（松野下）

15 「わからない」を明確にするために質問しよう！

先輩たちは看護の質の向上のために日々カンファレンスを行っています。

新人のころは右も左もわからず、話を聞くことで精いっぱいになると思います。まずは聞いて内容を把握することから始めましょう。

意見を求められたときにわからない場合は素直に「わからない」と伝えても大丈夫です。カンファレンスのなかで疑問に思ったことは素直に聞いてみてもいいです。そのときに、何がわからないのか、何が疑問なのか、を明確に伝えましょう。

新人のころの素直な意見や疑問は、自分自身や組織を成長させるための大切な視点です。自信を持って発言してみましょう。

根拠

アサーティブコミュニケーション・心理的安全性

アサーティブコミュニケーションとは、自分の意見を主張しないのではなく、お互いに尊重しながら意見を伝え合うコミュニケーションのことです。しかし、自分のみで行おうとしてもなかなか難しいですよね。意見や質問をしても大丈夫という環境も重要です。

それには心理的安全性というお互いに安心・安全であると心理的に感じられることが大切です。とくに新人は、新しく経験することが多々あります。事前学習で知識をアップデートしても経験自体がないので、知らなくて当然です。新人の素直な意見や疑問は、先輩にとって自身の行動の振り返りにつながるので、積極的に発言することが大切ですね。（松野下）

16 具体的な時間を伝えよう!

「ちょっと待ってください」。看護師の皆さんなら患者さんに一度は使ったことがありますよね? 私も正直言うとあります……。多くの業務が重なり、目の前の業務をこなさなければ仕事が終わらない状況なのにナースコールで呼ばれちゃった……看護師ならあるあるですよね。

そんなときに限って患者さんから声をかけられたり。優先順位の観点からもナースコールで呼ばれた患者さんに対応しなければなりません。「ちょっと待ってください」は、看護師にとって、便利な言葉でもあるのです。

しかし、『ちょっと』とは、どのくらいの時間をさすのでしょうか。Aさんのちょっとは五分かもしれないし、Bさんのちょっとは三十分かもしれません。そうなんです。人によって『ちょっと』という言葉は解釈が変わってきます。あとどのくらい待てばいいのか、患者さんは不安ですよね。自分の業務は自分が一番理解しています。ここは思いきって具体的な時間を伝えることが大切です。「あと五分だけ待ってもらえますか?」と具体的な時間を伝えることで患者さんも安心し、信頼関係が構築されます。これは、患者さんだけではなく、職場の上司や同僚などにも使えるのでぜひ試してみてください。

根拠

治療的コミュニケーション

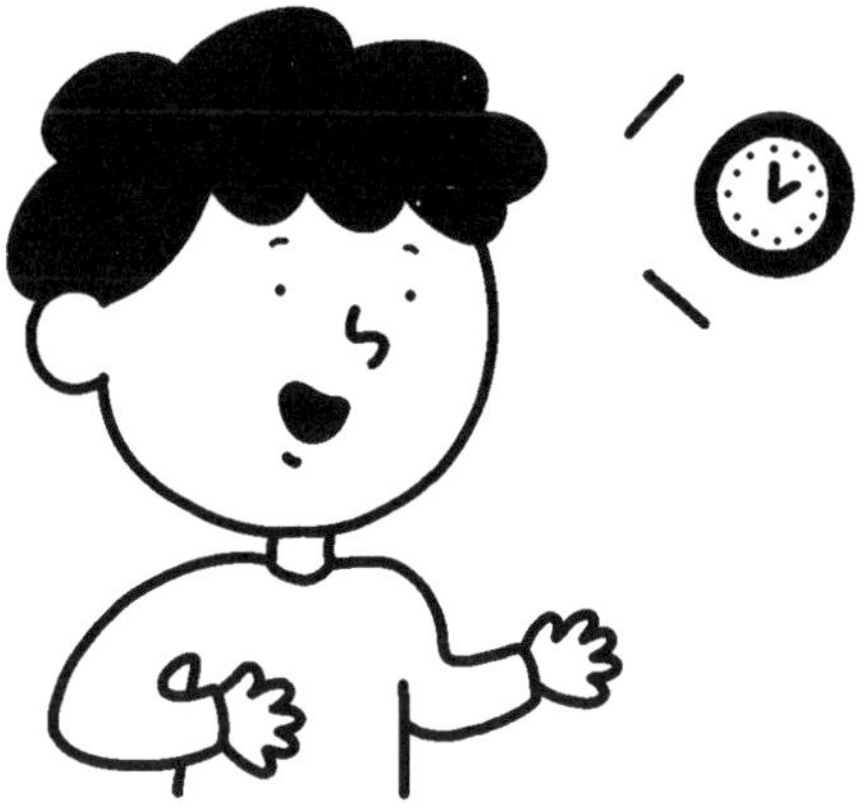

精神科看護において、コミュニケーションは治療の一部と言われています。しかし、精神科看護に限らずどの領域においても看護師のコミュニケーションは治療の一部になるのではないかと思います。患者さんとの信頼関係を築くことは精神科に限ったことではありません。待っている間、患者さんは不安です。そんな患者さんに対して、具体的な時間を伝えて不安を解消することは、患者さんの苦痛を取り除くことになります。

職場の場合、スタッフを治療するわけではありませんが、この治療的コミュニケーションを応用して、使ってみるのもいいのかなと思います。（川下）

17 報告・相談時には自分の考えを添える！

皆さん、先輩・上司への報告・相談は得意ですか？　苦手ですか？　僕は苦手です。

もしかしたら、報告・相談すると怒られるんじゃないかという不安、早く報告しなければという焦り……ストレスですよね？　だけど、大丈夫！　報告・相談時に、ちょっとしたワザを使って、さらに先輩・上司との信頼関係も構築するようにしてみましょう！　じつは、報告・相談は、先輩・上司とのコミュニケーションを図る場でもあるんです。そのため、報告・相談の際に「どうしてそう考えたのか」や「自分の意見」などを添えて伝えるようにしてください。そうした自分の考えを添えることで先輩・上司とのコミュニケーションが豊かになり、相互理解が生まれ、信頼関係が構築されるはずです。信頼関係が構築された先輩・上司なら自分の考えを理解してくれるでしょうし、ストレスなく報告・相談がきっとできるはずです。

問題解決型コーピング

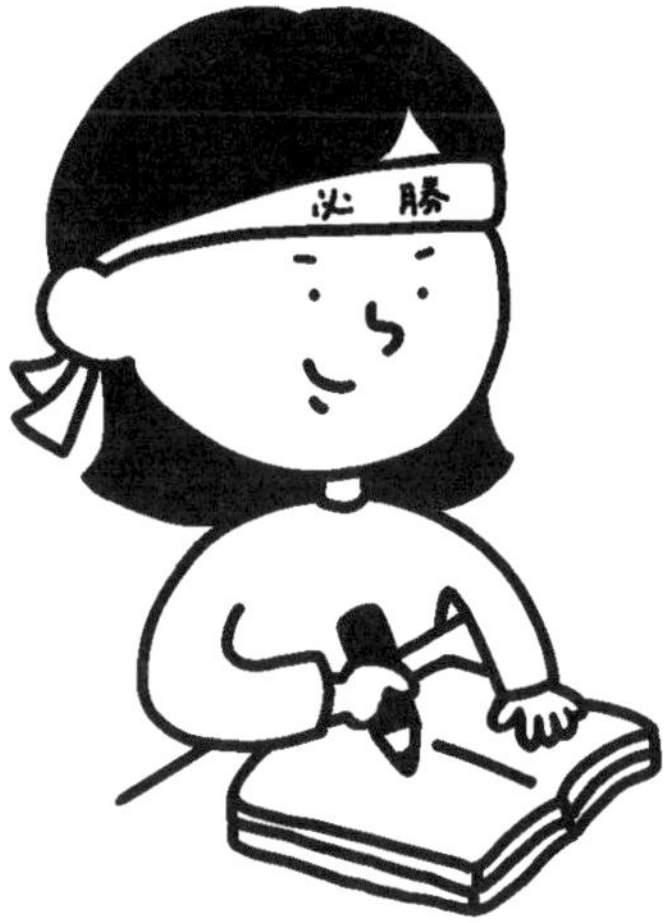

問題解決型コーピングとは、問題に対して効果的なコーピングを行うことを指します。「試験前で成績が不安だから、事前に勉強する」などといった直接状況や問題にはたらきかけ、それを変化させることでストレスに対処する試みです。

しかしコーピングにおいては、問題解決ができる事柄なのかといった、現実検討能力が必要な場合があります。問題解決が難しい場合（相手の性格を変えるなどは難しいですよね）は、問題がいつまでも解決できないままなので、ストレスが溜まる可能性もあるため、見極めが肝心です！（松野下）

18

勇気を出して思いを主張しよう！

思っていることを言葉にするのは、意外と難しいですよね。とくに相手が上司の場合、どのように切り出したらいいのか迷い、言いたいけど言えないというような経験は誰にでもあるのではないでしょうか。

そんなときは、今の感情・要望・今後の関係性を自分のなかで明確にしてみましょう。

たとえば、上司とのコミュニケーションにおいて、感じている戸惑いや思いはどのようなものですか？(今の感情)、あなた自身はどうしたいですか？(要望)、上司との関係性を今後どのように築きたいですか？(今後の関係性)、といったものですね。

これらを意識してコミュニケーションを図ることが、アサーションの基本です。そして言葉で伝えてみてください。その思いは伝わります。

根拠

アサーション

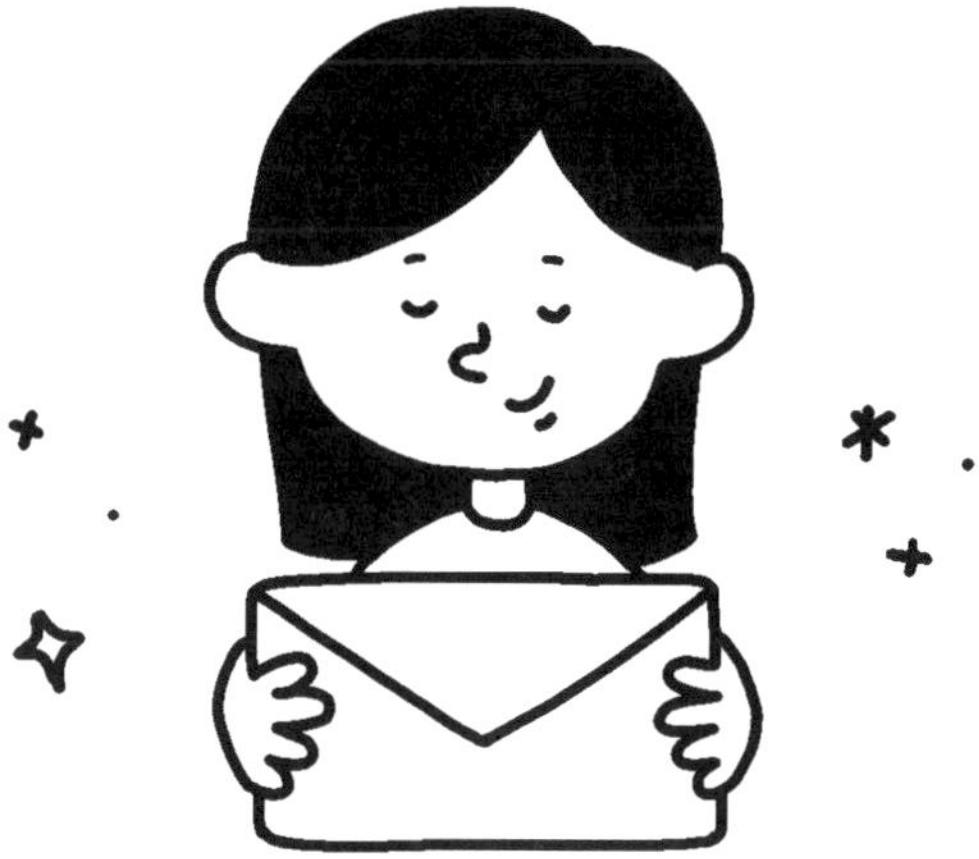

アサーションを自己主張ととらえている人も多いですが、たんなる自己主張ではありません。

じつは、相手の立場や思いを尊重しつつ、自分の思いを相手に伝えるコミュニケーション技法です。

職場のなかで、アサーティブ（自分の考えや意見を素直に表現しつつ、相手の気持ちや考えを尊重できること）にあなたの思いを言葉にすることは、職場の人間関係を円滑にするだけでなく、患者さんのケアにも必ず還元されるはずです。ぜひ、あなたの思いを勇気をもって言葉にしてみませんか。（丸山）

19 俳優になる！

患者さんは、身体の不調があるときやこころが弱っているときは、視野が狭くなっていることが多いです。また、患者さんは皆さんが思っている以上に、看護師の様子を逐一観察しています。とくに患者さんがネガティブ思考のときは、看護師の一つひとつの動作をマイナスに受け取られてしまうことも。たとえば、「話しかけてこない……。嫌われたかしら……」など、普段なら考えられないような飛躍した思考になることがあります。

そこで、患者さんとのコミュニケーションを円滑に図るために、表情や手振りなどを丁寧に表現してはどうでしょうか。眉毛の上げ下げ、手振り、姿勢、声のトーンなど、オーバーでわかりやすい表現を意識するのがコツです。楽しい話のときは、眉毛の上げ下げを大きくし、頬を上げ、抑揚のあるトーンで反応します。そして、手振りをつけるとなお良いですね。

はじめのうちは恥ずかしい気持ちがあるかもしれませんが、俳優になりきって、ベッドサイドでそうした表現を実践してみましょう！

根拠

ノンバーバルコミュニケーション（非言語）

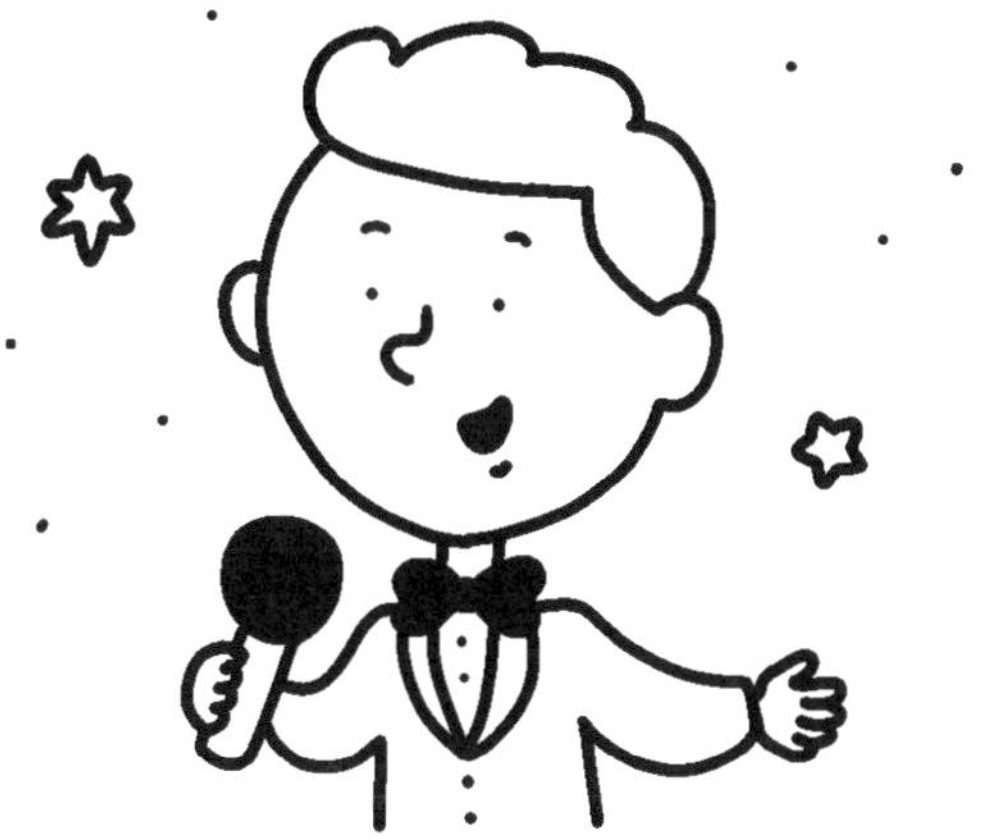

ノンバーバルコミュニケーションは、患者さんとの関係性を築くために必須のワザです。身体伝達行動（顔の表情・視線・姿勢・ジェスチャー・手足の動きなど）やパラランゲージ・副言語（声のトーン・高さ・速さ・リズム・抑揚・沈黙〔間〕・時間の使い方など）を意識してノンバーバルコミュニケーションを上手に活用できれば、ミスコミュニケーションになることなく自身のメッセージを患者さんへ届けることができます。（小野坂）

20 あなたは名実況者！

看護師として働いていると、怒られる場面に遭遇することが少なくありません。私自身も患者さんから暴言を受けたことがありますし、スタッフから怒られたこともたくさんあります。

私の悪い癖ですが、相手が怒っていると自分もすぐに感情的になってしまうんですね。どうしてこんなに短気なんだろうと悩んでいた時期もありました。

そんなとき上司から助言をいただいたのです。「脳内で目の前の出来事を実況してみるといいよ」。何かの思いがあって目の前の人が怒っているのにこういうことを書くのはどうかと思いますが、（今、目の前で先輩が怒っています！　次から次へと飛び交う暴言。表情はますます険しくなっている！　出たーー！トドメの一撃！）みたいに脳内で実況するんです。脳内で実況しながら目の前の出来事に対応することはとても難しいかもしれませんが、慣れてくるとじつに冷静に対応できるんです。患者さんでも職場の人でも、感情的に対応してうまくいくケースはほとんどありません。

皆さんも淡々と冷静に対応している先輩をみて憧れたことはありませんか？　もしかすると、脳内で実況しているかもしれませんよ。

根拠

アンガーマネジメント

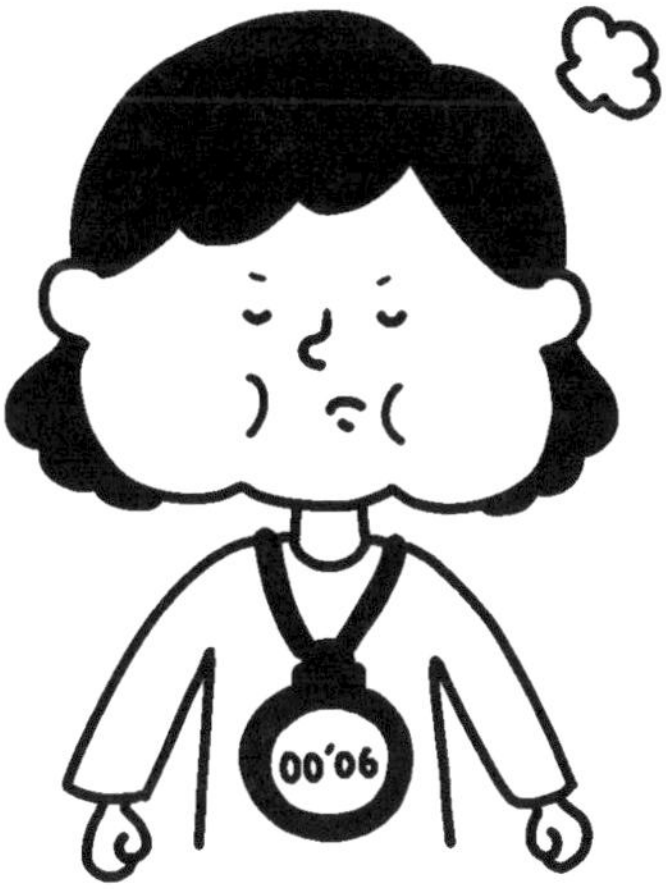

怒りの感情をコントロールするアンガーマネジメントというワザがあります。

怒りという感情はかならずしもネガティブなものではありません。ときに怒りが原動力となって、人生を豊かにした人もいるでしょう。しかし、他者とのコミュニケーションにおいて、怒りを前面に出してかかわるのは、けっして良いことではありません。アンガーマネジメントでは、怒りの最高到達点は、6秒と言われています（諸説あり）。感情が一気に高まるまでの6秒間をどう乗り切るか。そこで、脳内実況です。怒りを上手にコントロールすることで、誰にでも冷静に対応できるのではないかと思います。（川下）

上司との失敗談

コミュニケーションって本当に難しいですよね。

私がこの本に携わらせていただけているのも、過去にたくさんの「コミュニケーションの失敗」を経験したからです。失敗するたびに悩んでいました。

新人看護師のころ、「上司に何を報告していいのかわからない」と悩んでいた時期がありました。私は社会人を経て看護学校に入ったので、自分のなかで「社会人経験があるのだから、ほかの人よりも社会人としての常識がある」と思っていたのです。それなので、「報告・

連絡・相談」は心がけていたつもりでした。しかし、他の人の「報告・連絡・相談」を見て「そんなこと報告しなくしてもいいのにな」とか「それは早めに相談してよ」などと思うことが増えていきました。なんか、勝手に自分の物差しで人を見てしまっていたので、いざ、自分が報告しないといけなくなったときに、「これは報告するべきか？ いや、いいだろう」とか「こんなことで聞くのは恥ずかしいな」などと思うようになりました。結果としてあれこれ考えすぎて「なにを報告していいのかわからない」となったわけです。こうなると、仕事中に起こる「ちょっとした悩み」を相談できなくて、どんどん積み上がっていくんです。同僚に相談するのも「こんなことで相談するのはな」と思って、悩みを抱え込んでしまい、ついには精神的に疲れてしまい職場に行くことができなくなりました。

「自分の気持ちを相手に伝える」という基本的なコミュニケーションができないと自分が孤独になっていき、不安を抱えてしまいます。こういう不安って、入院している患者さんも同じような気持ちになると思うんです。環境も変わり知っている人もいないと、自分の気持ちをうまく相手に伝えられずにストレスになることは、すぐに想像できますよね。

コミュニケーション技術は看護の武器になります。その武器は使えば使うほど自分を守るものとなると思います。ぜひコミュニケーション技術をどんどん磨いてくださいね。(小沼)

21 別にアドバイスしなくてよい!

よく愚痴などを聞いているときに、「ちゃんと話を聞いてほしい」「共感していない」と相手から言われることがありますよね。

こちらの立場としては「理不尽な!」「ちゃんと聞いているのに!」と感じるかもしれませんが、相手が不満を抱くのはもしかしたら、自分が無意識のうちにアドバイスをしているからかもしれません。

なぜなら相手はただ「聴いてほしい」だけなのですから……。

そんなときは「そうなんですね」とあいづちを打ったりうなずくなど、ただ話を聞くだけで、相手は「受け入れてくれた」「話を聞いてくれた」と感じます。自分の話をしたくなるときもあると思いますが、ぐっと我慢してただ話を聞くことが大切です。

根拠

感情知性

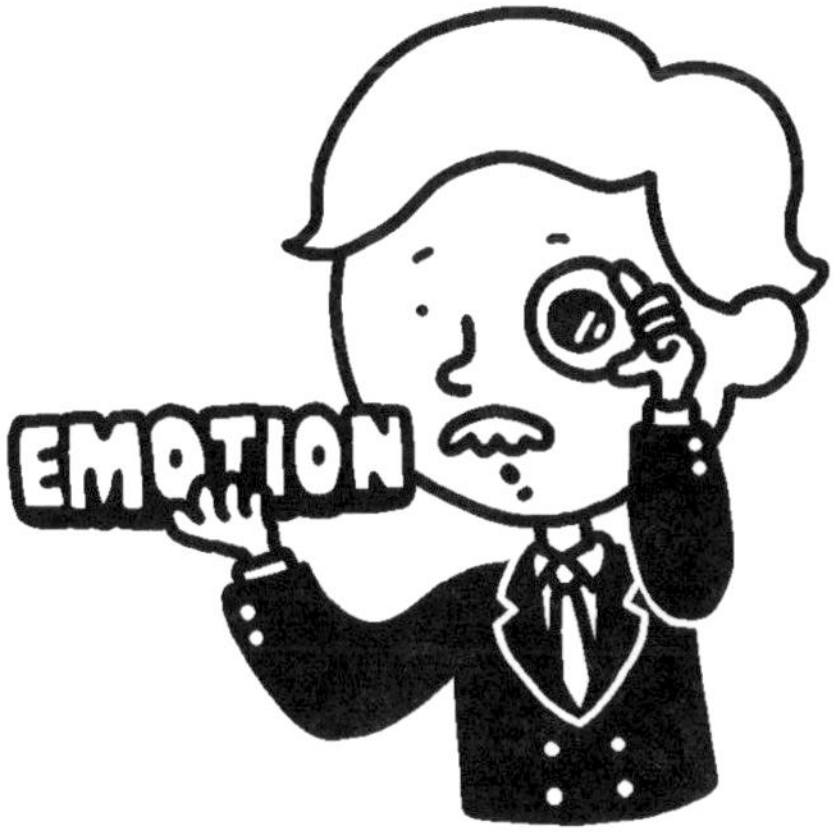

社会において良好な人間関係を築くためには、自己の感情を認識して適切に表現したり、他者の感情を正確に読み取り、共感したりする能力が不可欠です。この能力のことを感情知性（EI：Emotional Intelligence）と言います。

相手が解決を求めているのか、共感・傾聴のみを求めているのか、読み取り適した対応をすることが大切です。ただ、共感・傾聴をしてほしいときにアドバイスをしても、聞いてもらえていない、受け止めてもらっていないと感じてしまうかもしれません。

相手の感情の動きを観察し、見極めることが大切ですね。（小野坂）

22 気持ちをしっかりと聞いてあげよう！

目の前で「つらい、苦しい」と泣いている患者さんに声をかけるのは、難しいですよね。「なんて声をかければいいいんだろう」と考えてしまうと思います。

もしあなたならなんて声をかけますか？

ちょっと悩みますよね。悩むのも当然！　まずは「なんでつらいのか、苦しいのか、泣いているのか」を聞く必要があります。声をかけようにも情報が少ないから、言葉が出ないんです。まずはしっかりと相手の話を聞くこと。そして、できる限りそのつらい思いを汲み取ることが必要です。もしあなたがつらい気持ちのとき、どうされたら一番落ち着きますか？　基本的には話を聞いてくれて、気持ちに共感してくれると、とても気持ちが落ち着くと思います。同じように患者さんにもそのような対応がよいと思います。

「自分が同じ立場ならどう思うか」。これが共感の大切なポイントです。

根拠

傾聴、共感

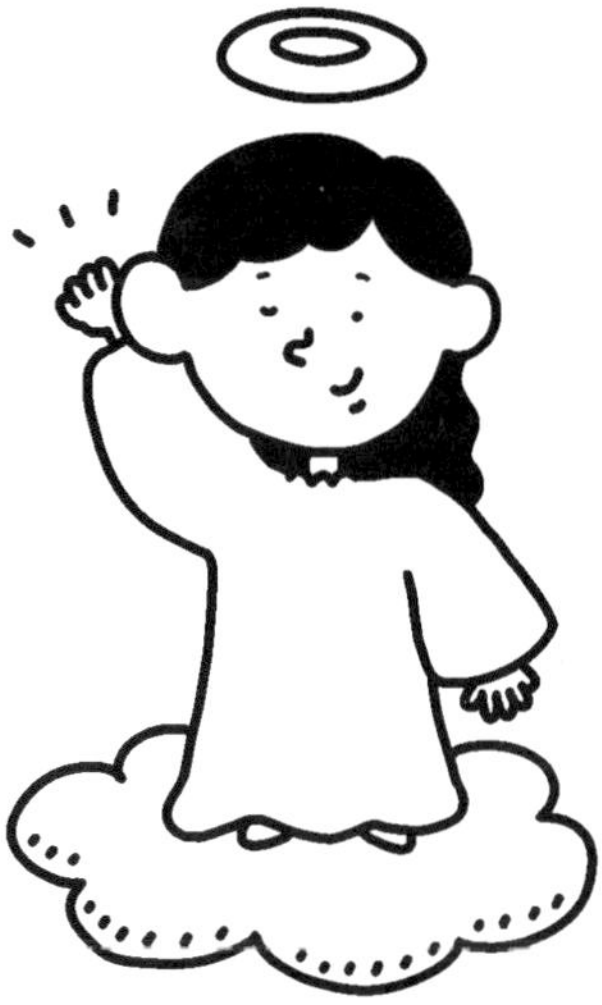

傾聴は精神科看護を行ううえで、とても大切なワザです。

アメリカの臨床心理学者でカウンセリングの第一人者であるカール・ロジャーズは、傾聴の３原則として「共感的理解」「無条件の受容的態度」「自己一致」を挙げました。相手の話を遮ることなく、安心して話してもらうために、聞く人の態度が大切になります。相手に対して否定的なことを言わず共感すること、また、相手に対して関心を持つことで、話す人も「聞いてもらえているんだ」という気持ちになれます。（小沼）

23

「一言目」を出す勇気

病棟実習が始まり、実習指導者にあいさつするのがとても苦手。いつ声をかけていいかわからない。なんか忙しそうだから声をかけられない。そんな経験は看護師なら、誰もが学生時代に経験することです。

ナースステーションに入ると、顔も知らない看護師たちに囲まれてあいさつをします。私は今でも病棟実習でのあいさつの緊張感を忘れられません。どうしても「苦手」だと思ってしまいます。しかし、いつも会う友人や同僚にあいさつするのはまったく「苦手」と感じません。なぜかとても不思議ですよね。

そこには「相手がどういう立場であるか、自分とはどういう関係性があるのか」というのが影響します。いくら学校の仲間や職場の同僚でも、初対面のときから話せるものではありません。話しかけられたり、話しかけたりして、お互い自己紹介をすることで相手との関係性を把握し、共通の話題を探していく。そのためには「最初の一言」を出す勇気が必要なのです。

最初の一言を出して、相手の反応や表情を見ることで、どうかかわればよいか、その話し方は適切であったか確認できます。勇気を出して一言目を出してみましょう。

まだまだ
あります!

注目の新刊

新刊

看護管理

ハイパフォーマーの思考 マネジメント理論 実践がわかる

事例でレクチャー できる看護管理者育成のひみつ

マネジメント思考を加速し、実行力を高める

できる看護師長の事例をもとに、そのポイントを組織・マネジメント・モチベーション理論などに基づいて解説。人材育成・業務改善・組織運営・コミュニケーションの観点から、必須スキルを学ぶ。さらに、次世代管理者育成で成功している病院の取り組みも紹介。

河野 秀一 編著

詳細は
こちら

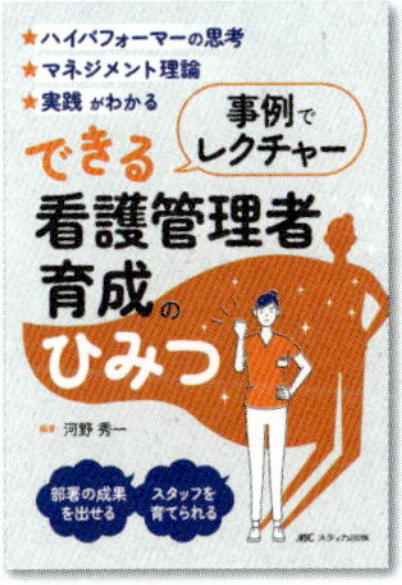

定価 2,860円（本体+税10%）
●B5判／128頁　●ISBN978-4-8404-8505-0

新刊

地域看護・在宅看護

ダウンロード研修用資料付き

図解でスイスイわかる

訪問看護師のための診療報酬&介護報酬のしくみと基本 2024（令和6）年度改定対応版

改定・新設項目がすぐわかるマーク付き！

訪問看護で必要不可欠な診療報酬と介護報酬の知識。訪問看護ならではの複雑な制度やしくみを徹底的にわかりやすく図解し、ビジュアルで理解できる。スタッフ指導に使えるダウンロード研修資料つき。管理者も基本を再確認するのに役立つ1冊。

清崎 由美子 編著

詳細は
こちら

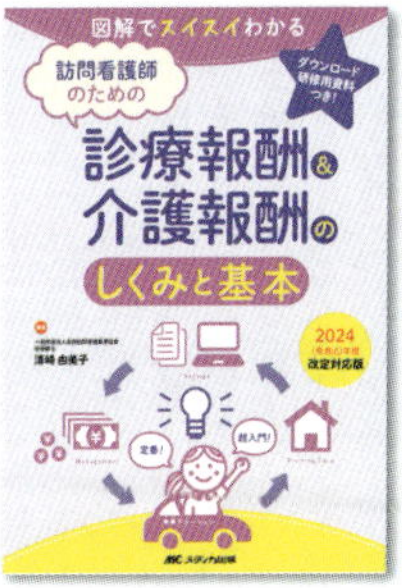

定価 3,190円（本体+税10%）
●B5判／248頁　●ISBN978-4-8404-8457-2

老年看護

高齢者のアセスメントは解剖生理が9割

病棟から介護施設、在宅まであらゆるナースに向けた解剖生理

高齢者を知りケアに生かすための解剖生理

現場で起こっている高齢者の困りごとを解決するヒントは解剖生理にある……。本書では、高齢者が自身の障害や加齢性変化とうまく付き合いながら生活できるために看護師として必要なケアの視点を解剖生理から取り上げる。高齢者看護に必要なエキスパートが解剖生理の基礎からケアのヒントまでを解説。

横山 俊樹・白籏 久美子 監修

定価 2,970円（本体+税10%）
●B5判／168頁　●ISBN978-4-8404-8462-6

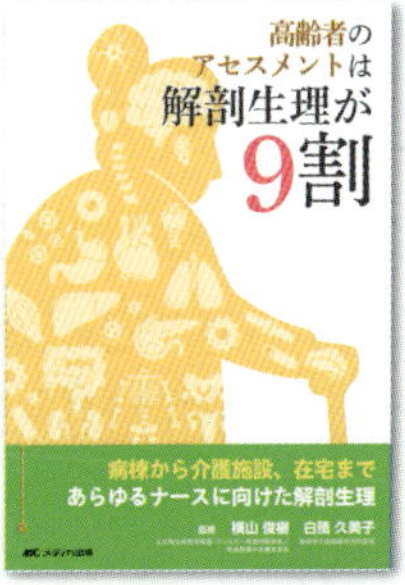

ステップアップ

〈周産期・新生児〉スタッフの必携書

新刊

周産期医学　Web動画付

WEB動画でよくわかる

Niche（帝王切開瘢痕）を意識した標準帝王切開術

標準的帝王切開術の手順とエビデンス

Niche（ニッチ）として知られる帝王切開瘢痕は子宮切開創の内腔に形成される三角形の欠損。術後の約60％に認められ、うち約30％が出血、疼痛、不妊などの症状を経験し、帝王切開瘢痕症候群（CSDi）と診断される。中長期予後の鍵となるniche（ニッチ）に焦点を当て、標準的帝王切開術を解説する。

池田 智明・増山 寿・橘 大介 編／二井 理文 編集協力

定価 7,700円（本体+税10％）　●B5判／96頁　●ISBN978-4-8404-8512-8

詳細はこちら

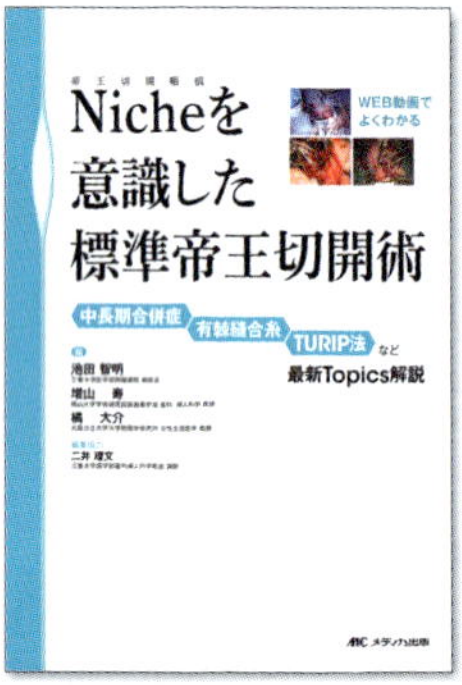

新刊

周産期医学　Web動画付

改訂2版 新生児の心エコー入門

超音波検査にもとづくNICU循環管理のススメ

診断・治療に活かす知識・技術を動画で学ぶ

適切な手技で的確な心エコー所見を得て、病態に応じた循環管理を展開することが、新生児を診る医師には求められる。循環管理の基本から、心形態の観察、心機能評価、先天性心疾患の管理まで、スマートフォンですぐアクセスできる超音波動画で解説。心エコーと新生児循環管理の最前線もこの一冊に。

豊島 勝昭 著

定価 14,300円（本体+税10％）　●B5判／384頁　●ISBN978-4-8404-8506-7

詳細はこちら

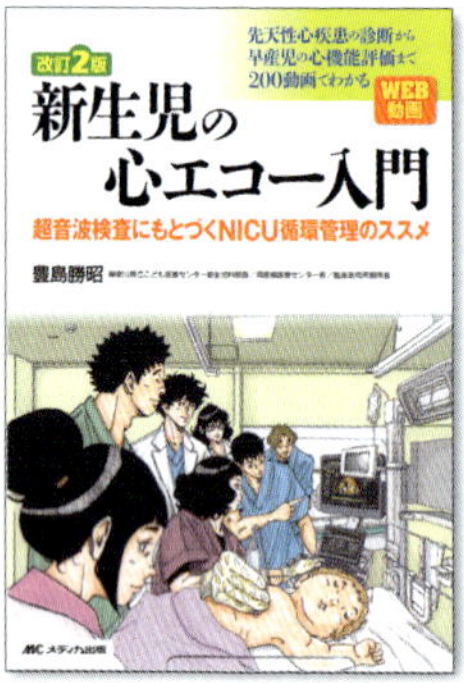

新刊

小児科

第2版 小児の頭蓋健診・治療ハンドブック

赤ちゃんの頭のかたちの診かた

頭蓋変形の正しい診断・指導・治療のために

乳幼児の頭蓋変形への関心がますます高まっていることを受けての待望の第2版。頭蓋変形のメカニズム、位置的頭蓋変形と病的疾患との鑑別、ヘルメット矯正治療に関する知見とともに、整形外科、矯正歯科、理学療法など関連領域からみた頭蓋変形についても言及した。初版で好評だった家族の疑問・不安に答えるQ&Aも、更新して収載。

一般社団法人日本頭蓋健診治療研究会 編著

定価 3,740円（本体+税10％）　●B5判／180頁　●ISBN978-4-8404-8511-1

詳細はこちら

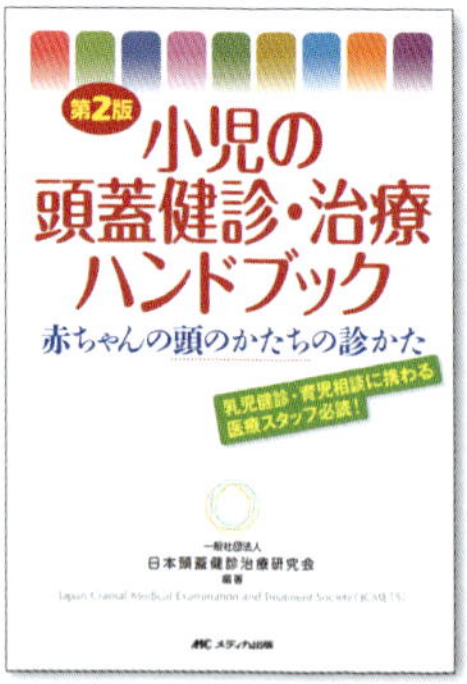

新人ナースにおすすめ！

先輩の振り返り&指導にも役立つ！

新刊

感染症・感染管理

インフェクションコントロール2024年夏季増刊

現場で使える！すぐ動ける！ ビギナーさんのための AST活動&抗菌薬適正使用 ガイドブック

AST活動の必須ポイントを現場目線で解説

詳細はこちら

抗菌薬適正使用に関する診療報酬加算により、AST活動&抗菌薬適正使用を進める施設が増加している。本書では「AST活動に関わりたいが自信がない」「医師の説明をもっと理解したい」といったビギナーさんに向け、自施設での取り組みや症例を紹介しながら、わかりやすく解説した。

中村 造 編集

定価 4,400円（本体+税10%） ●B5判／288頁 ●ISBN978-4-8404-8305-6

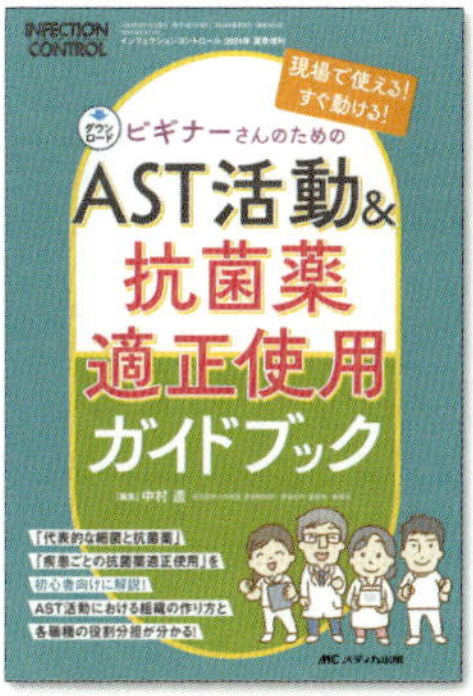

手術・麻酔 Web動画付

オペナーシング2024年春季増刊

先輩オペナース直伝のチエとワザが写真と動画でまるごと身につく！ 完全保存版！ 手術室の器械・器具210

"器械の多さ"を乗り越える新人の味方！

内視鏡下・ロボット支援下手術の器械を含む新人が押さえたい手術室の基本の器械を網羅！渡し方・組み立て方・点検の仕方が学べる動画50本つき！予習・復習&後輩指導にすぐに活用できる！ 全オペナースが苦労する"器械の多さ"を乗り越える完全保存版！

川原 美穂子 編著

定価 4,400円（本体+税10%） ●B5判／288頁 ●ISBN978-4-8404-8254-7

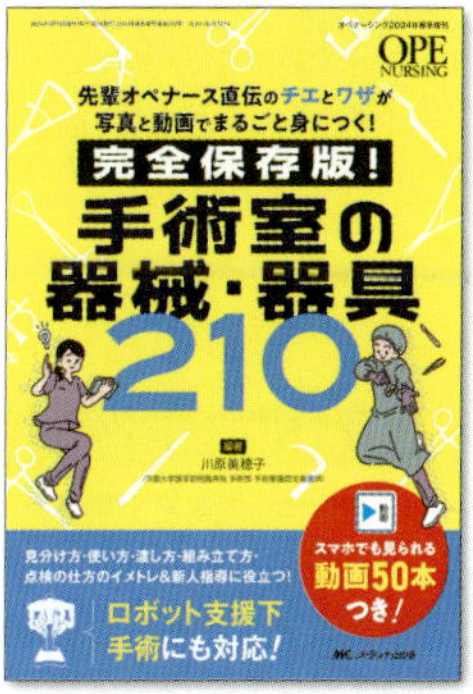

看護技術

ホップ・ステップ・パーフェクト！ 輸液はじめてBOOK

基本・手技が写真とイラストで身につく！

解剖や電解質組成、投与ルート、製剤の種類といった基礎知識にはじまり、点滴静脈注射、輸液ポンプ、生食ロックの基本手技まで、新人看護師が輸液に自信をもてるように、ケア・治療のエッセンスを凝縮。疾患・症状ごとの対応や観察の注意点も充実している。

中田 徹朗・瀧澤 紘輝 著

定価 2,640円（本体+税10%） ●B5判／128頁 ●ISBN978-4-8404-8461-9

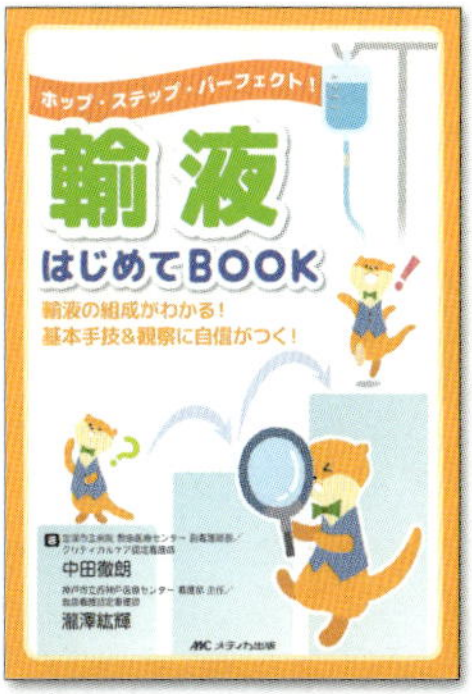

Medica FAN

2024 08 Aug.

今月の新刊・好評書籍のご案内

新刊

地域看護・在宅看護

在宅急変時の初期対応

医療・介護専門職のための在宅RESCUEコーステキスト

緊急対応が身に付く！苦手意識がなくなる！

在宅療養者にかかわる医療・介護専門職が、予期せぬ急変に遭遇した際にベストを尽くすためのトレーニングテキストがここに誕生！療養者の転倒、発熱、様子がおかしい、意識がない…訪問時の「困った！」「こんな時、どうする」への対応をシナリオ形式で解説。マスターしたい知識がこの1冊に。

詳細はこちら

宮本 雄気 著

定価 3,080円（本体+税10%）

●B5判／168頁

●ISBN978-4-8404-8507-4

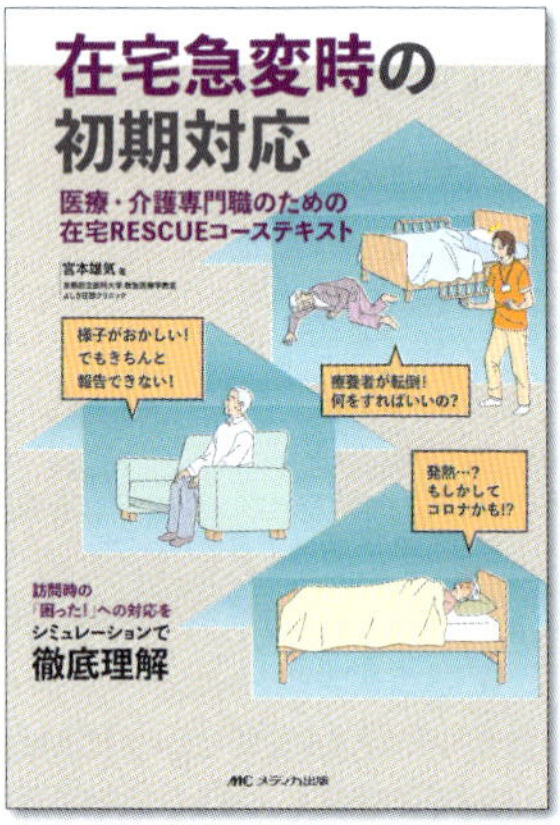

新刊

脳・神経

ブレインナーシング2024年夏季増刊

保存版 病変・障害部位と症状がリンクする脳動脈・脳神経図鑑

ポケットに入るミニ図鑑つき！

解剖を知り、症状や病態・治療を予測する！

本誌で大好評だった「脳動脈図鑑」に脳神経を加えた超パワーアップ版です。脳動脈・脳神経を立体的に理解でき、主要な脳血管・神経疾患との関連性をつかめます。解剖、各動脈の支配領域ページをプラスし、さらにわかりやすく！脳神経ナース必携の1冊。

詳細はこちら

藤村 幹 監修

定価 3,960円（本体+税10%）

●B5判／200頁

●ISBN978-4-8404-8241-7

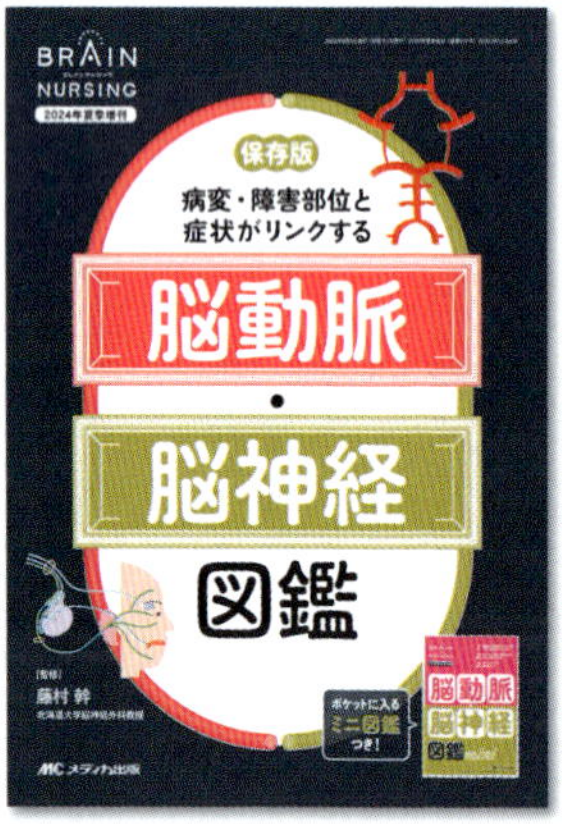

根拠

ジョイニング、ラポール形成

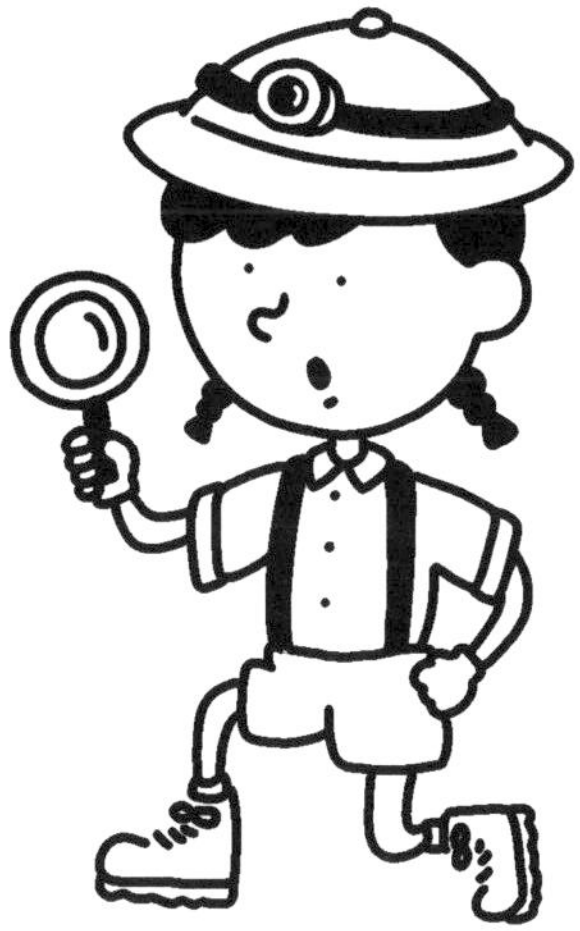

相手との関係性を考えながら、共通の話題を探る。そして相手とうまく会話ができたとき、相手とのラポールが形成され、ジョイニングがうまくいったと言えます。

信頼関係のことを「ラポール」と呼びます。相手とうまくコミュニケーションが取れるかはこのラポールの構築がとても重要です。ラポールの構築には22「気持ちをしっかりと聞いてあげよう！」で解説した傾聴の三原則「共感的理解」「無条件の受容的態度」「自己一致」がとても重要となります。

また、ジョイニングとは相手と仲間になる、一緒に参加することを意味する言葉です。実習指導者との会話から、偶然にも同じアーティストを好きだったとか、同じ地域に住んでいたとか、そのような共通の話題から「ジョイニング」が可能になります。（小沼）

24 みんなも同じという肯定!

「赤信号、みんなで渡れば怖くない」

皆さんは、(自分だけかもしれない)と思うと、とたんに不安になったりしませんか?

これは、患者さんも一緒です。『自分だけみんなと違うのではないか』『自分だけ間違っているんじゃないか』などと不安や恐怖を感じてしまっていることがあるかもしれません。それは孤独感や人と違うことによる不安も考えられます。

そんなときは、「みんなも同じ」と言ってみてください。「私だけじゃないんだ」と感じ、不安が軽減することがあります。

ただ、場合によっては「ほかの人にもあることなんだから……」と頑張っていない自分を責められているように感じるなど、ネガティブにとらえてしまうことがあるので、言い方に気を付けましょう!

根拠

一般化・ノーマライゼーション

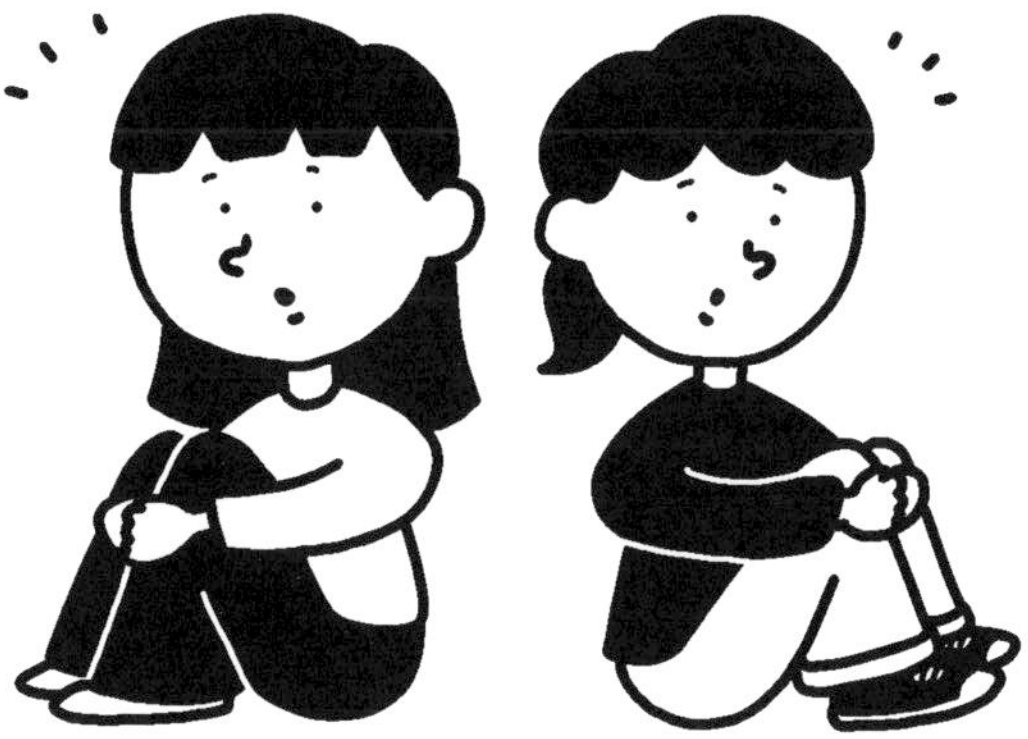

心理療法やカウンセリングで、相手の問題や感情を「普通にあること」「一般的なこと」と承認することです。

自分が“他者と違う”、“最悪な状況なんだ”と不安やストレスが強くなっている状況を一般化することで、一時的に不安やストレスを軽減し、安心感を得ます。

これは、不安やストレスフルな状況において、精神的な視野狭窄やモチベーションの低下などがある場合、一時的に安心感を得ることにより、行動変容に対してのモチベーションアップや気分の切り替えなどにつなげることもできるかもしれません。一時的な安心感を得ているときに、一緒にリラクセーション方法を行ってみてください。ストレスで目いっぱいなときより、気分の切り替えや行動変容に効果があるかもしれません。（小野坂）

25

色眼鏡を外してみよう！

「コミュニケーションの取りにくい患者さん」と聞いて、どんな人を想像しますか？　話しづらいとか、声をかけても顔を向けてくれない人を想像すると思いますが、はたして本当にそうなのでしょうか。

あなたはその人に声をかけてみましたか？　色眼鏡で相手を見ていませんか？　事前の情報を知ることも大切ですが、先入観にとらわれることで、自分の認識が歪められてしまうことがあります。

相手を知るためには、色眼鏡で相手を見るのではなく、自分の目で確認することが大切です。まずはコミュニケーションの第一歩となる「あいさつ」をしてみましょう。あいさつもなしに「気分はどうですか？」などと聞いても、相手は警戒してしまいます。コミュニケーションの基本のあいさつは忘れないようにしましょう。

根拠

ラベリング

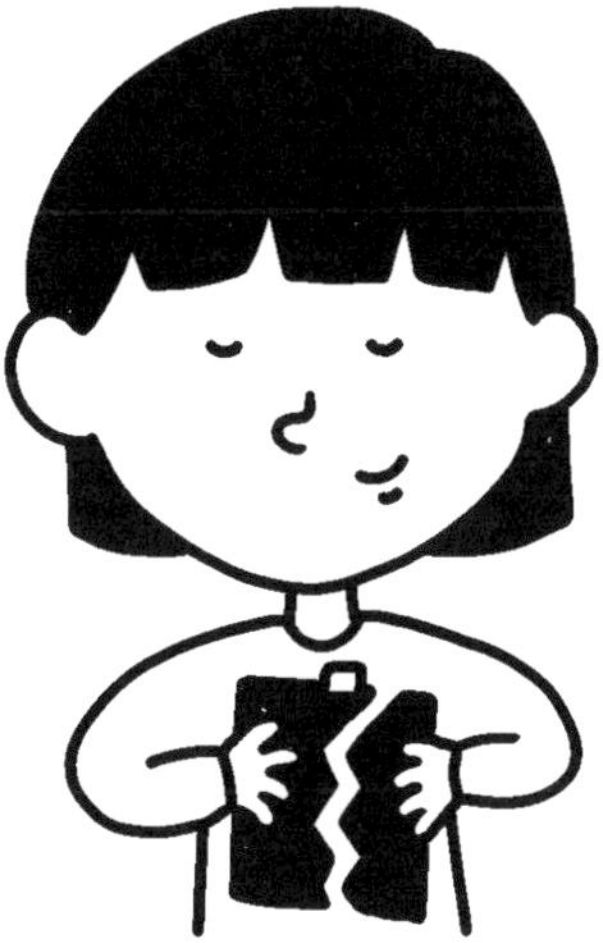

ラベリングとは、ハワード・ベッカーによって提唱された逸脱行動に関する理論で、「社会や他者から逸脱しているとレッテルを貼ることが、新たな逸脱を作り上げる」ことを指します。この例の場合、相手に対して「話しにくい人」というカテゴリーでまとめて見てしまうことが当てはまります。

「スティグマ」と似ていますが、ラベリング理論は人というより全体をグループ化してしまうものです。最初に「コミュニケーションの取りにくい患者さん」と聞いてしまうと、「ほかの患者さんとは違う、ちょっと逸脱している人」と思い込みがちです。「逸脱している人」という見方をせず、ほかの患者さんと同じようにかかわってみましょう。（小沼）

26

今、ここに集中！

患者さんやスタッフとかかわるなかで、不安ばかりを訴える人と遭遇したことはありませんか？　相手の話を否定せずに傾聴することはとても大切なのですが、そういう人は次から次へと不安なことを話すことで不安が助長されることもあるんです。将来の予測できない不安にフォーカスを当てるとさらなるストレスの負荷がかかります。話すことで楽になればいいのですが、なかなかそうはいかないと思います。

そんな相手には、今、ここに集中するように促してみるのもいいかもしれません。

『今、悲しい気持ちになっている』や『今、震えや冷や汗が出ている』など、今、自分に起こっていることに集中してみるんです。病室でもホールでも場所はどこでもかまいません。座って目を瞑り、十秒だけでもやってみるようにかかわってください。不安が軽減されると思います。一人でもできるのでオススメです。

根拠

マインドフルネス

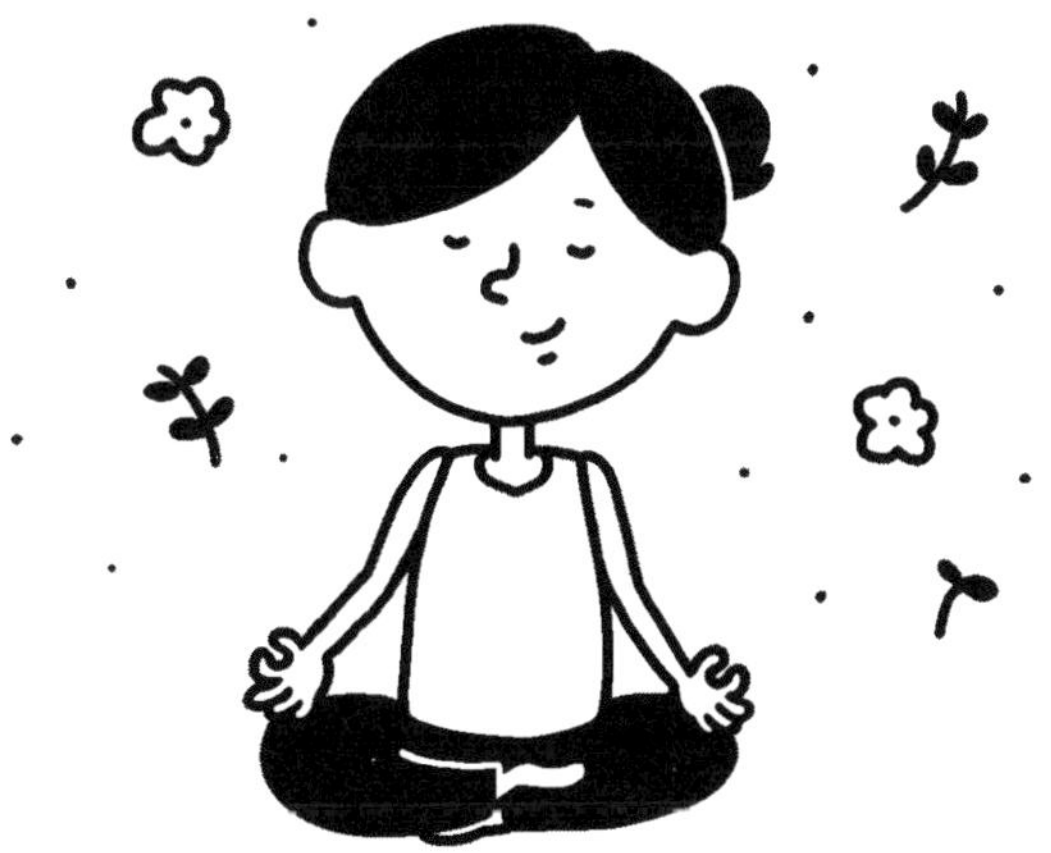

マインドフルネスとは、「注意を集中する」という意味であり、「今、この瞬間の体験に意図的に意識を向け、評価せずにとらわれのない状態でただ観ること」と言われています。

マインドフルネスを行うことで自分の感情や身体の状態に気付くことができます。いくつかワザがありますが、取り入れやすいのは、マインドフルネス瞑想でしょうか。やり方は簡単で、座って姿勢を正し、呼吸に集中します。雑念が浮かんだらすぐに呼吸に集中するんです。不安の軽減につながるのでぜひ、行ってみてください。マインドフルネスを新人研修で取り入れている病院もあるみたいですね。卒業生が教えてくれました。(川下)

27

無関心層を狙え!

自分が自分らしく働ける職場を探している人も多くいるのではないでしょうか。すこし言い方がきつくなるかもしれませんが、そんな職場は存在しません。幻想なのです。もっと言うと、自分は何もせずに、周りが自分を理解して尊重してくれることを求めるのはすこしわがままかもしれません。

でも大丈夫! 私が新人のころ、上司に教わった働きやすい職場になるコツを今から教えます。自分自身が働きやすいと感じる職場を作るには、積極的にコミュニケーションを図るしかありません。職場のなかで自分を知ってもらうことって大事ですよね。では、誰とコミュニケーションを図ればいいのか? それは、普段あまり自分とは話さない人や自分に関心がなさそうな人です。普段あまり話さない人たちなので、緊張するかもしれませんが、じつは理にかなっているんです。

自分自身が働きやすい職場を作るため、あれこれ考えず、無関心層へ積極的にコミュニケーションを図ってみましょう。

262の法則

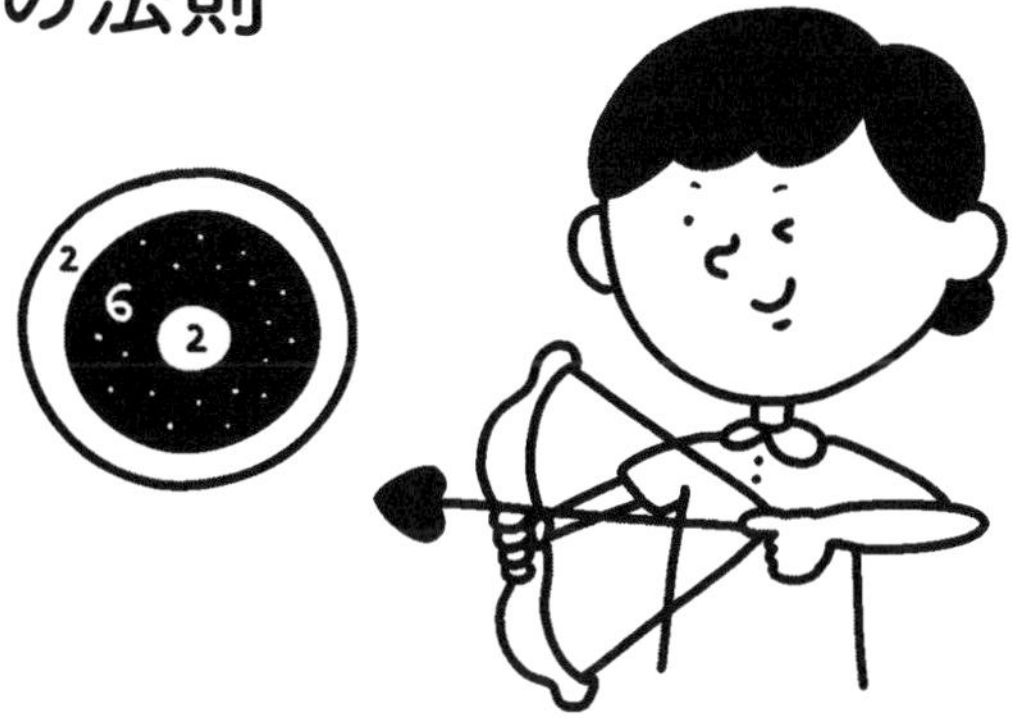

私は上司から226の法則と教わりました。すこしだけ上司が間違ってますね…。

262の法則は働きバチの法則や働きアリの法則と言ったほうがわかりやすいでしょうか。これは、組織マネジメントにおいて、人材の比率が「意欲的に働く2割」「平均的に働く6割」「意欲的に働かない2割」という考え方です。この法則を人間関係に応用するということです。人間関係で例えると2割は自分のことを好きな人、6割は自分のことをどちらでもないと思っている人、2割は自分のことを嫌いな人です。まずは、自分のことを好きな人2割に対して、これからもコミュニケーションを図り、期待に応える。そして、ココが一番大事！　自分のことをどちらでもないと思っている人6割は、かかわり方や行動で、こちらに協力してくれる可能性があります。

これを前提として、自分のことをどちらでもないと思っている人（無関心層）へ積極的にコミュニケーションを図り、協力してもらう環境を作るということが、働きやすい職場を作る第一歩になるのではないでしょうか。（川下）

28 完璧ではなく、すきのある人間味を作る！

緊張する相手っていますよね。私はそういった場合に『すき』を見つけるようにしています。たとえば、胸ポケットに刺さっているキャラクターのボールペンだったり、デスクにあるペットの写真とか小さなことでいいんです。なんとも人間味を感じませんか？「自分と同じ人間なんだ」くらいの気持ちになり、リラックスして話ができるようになります。また、逆に相手がとても緊張していたらどうでしょうか。私だったらちょっとした失敗談なんかを披露して人間味を猛アピールします。まあここまでする必要はないかもしれませんが「暑いね」とか「おなか空いたね」とかそれくらいでもいいと思います。自分と同じようなところを持っていると思えるだけで落ち着きませんか。

ある程度の緊張感が必要なときもありますが、コミュニケーションにおいて過度な緊張は良い方向にはいかないものです。

信頼関係の構築：相補性・相違性

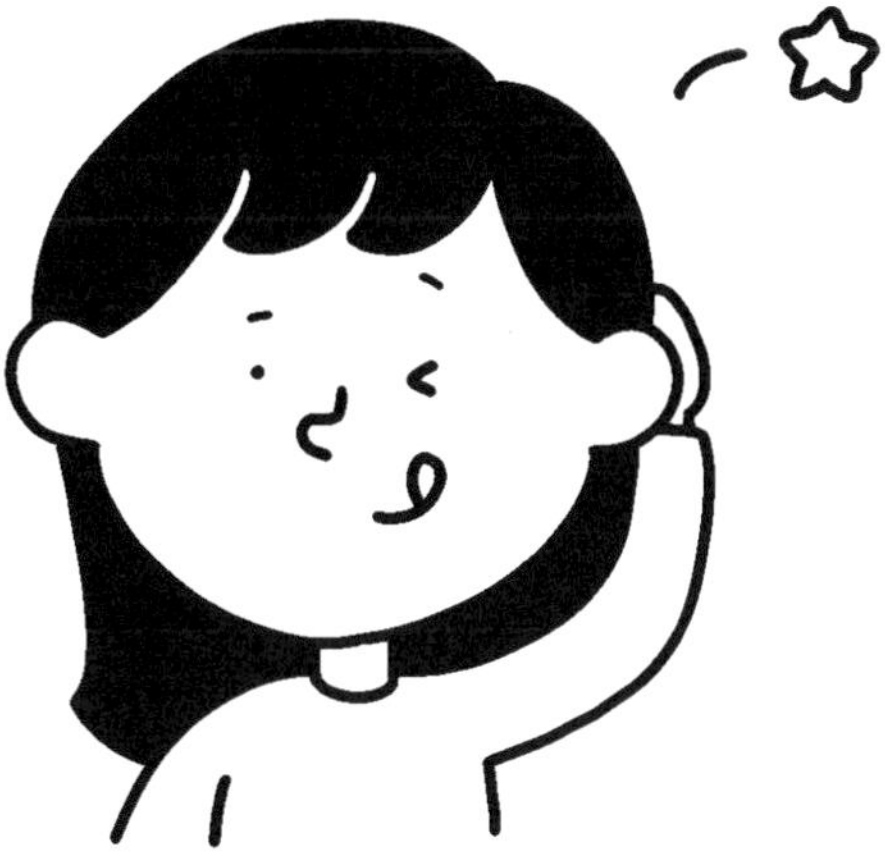

信頼関係を構築することは、ケアの土台となるものです。患者さんや医療従事者間での情報の共有はいわずもがなですね。自分と同じ趣味がある・失敗したことがある（相補性）、また自分にはないものがある（相違性）と思わせることにより、話が弾みます。その話題から、人間関係の構築が促進されます。このような部分を見せることにより、コミュニケーションも円滑になるかもしれません。（糸井）

29 元気を押し売りしない！

元気なことが良くないと言っているのではありません。

元気な人からはパワーを感じるものです。相手はそのパワーを受け取りますが、そのときのコンディションによっては受け取ることにもパワーを必要とする場合があり、単純に疲れてしまうことがあります。人はいつも一定ではありません。落ち込んでいるときもあれば、リラックスしたいときだってありますよね。

以前、患者さんに朝イチで元気にあいさつしたところ、「あんたはうるさい！」と叱られたことがあります。まさに元気の押し売りです。まずは相手と自分の空気の温度を探ってみる必要がありますね。しかしこれがまた難しいものです。すぐにわかれば苦労はしません。ですから、はじめは相手の声のトーンや話し方のスピードに合わせてみるのが簡単かもしれません。もちろん元気さは人を元気にする力がありますので、時と場合によります。

根拠

ミラーリング：心理的安全性の提供

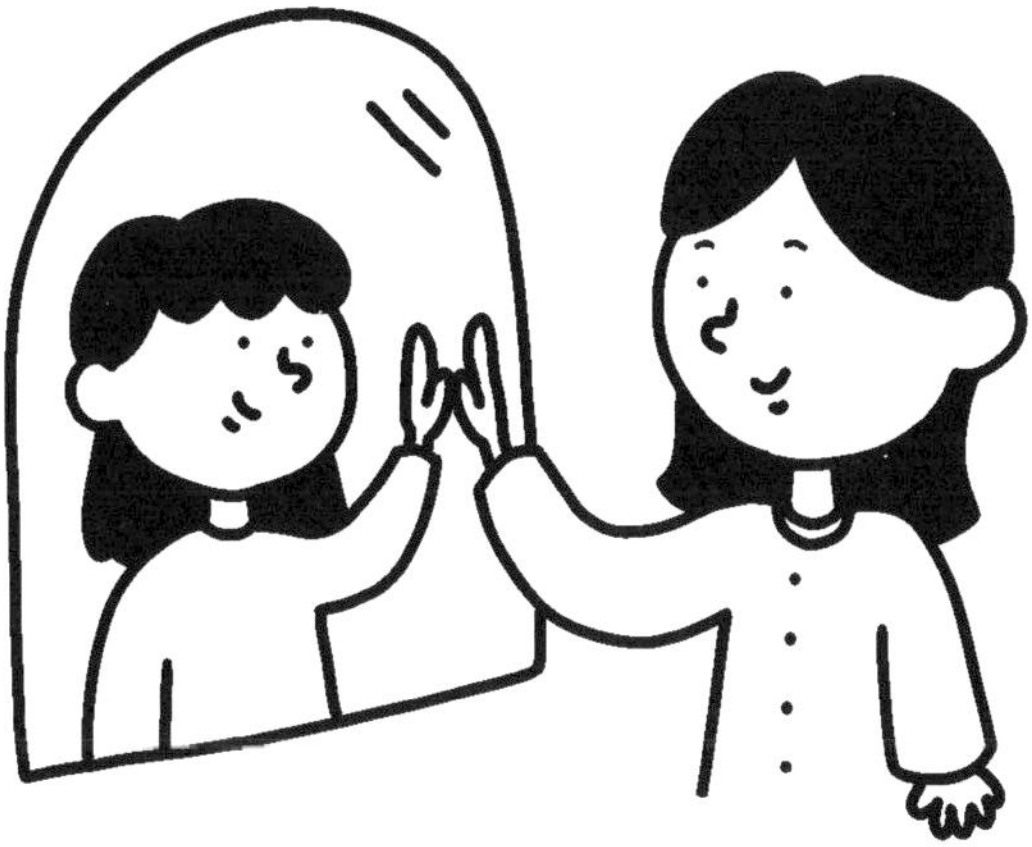

ミラーリングとは、相手のしぐさや言動を鏡のようにまねることであり、親近感を抱かせるワザです。これは、相手のペースや感情に合わせるといった側面があります。相手に同調することにより、信頼関係の促進やより深いつながりが生まれます。

また、心理的安全性を相手が感じることにより、感情の表出などもでき、それにより治療に対して積極的になったり、モチベーションが向上することも考えられます。（糸井）

30 違う意見があってあたりまえ！

先輩からの指導や同僚の意見などに対して、疑問に思うことや違う意見を持つことってありますよね。それはあなた自身がしっかりと考えている証拠でもあり、すばらしいことです。

ただし、自分の意見のみを通すと他者との軋轢を生んでしまうリスクがあります。人はさまざまな意見があって当然です。生き方が違えば考え方も違います。

そこで共感、寄り添う気持ちで接することが大切になります。たとえば「そういう考え方もあるんですね。参考になります」「私は○○と考えていましたが、今回ご指導いただけて○○に気づけました」など、自分の意見も持ちつつ、相手の意見を取り入れることで良好な関係構築に近づけることができます。

根拠

積極的傾聴・共感

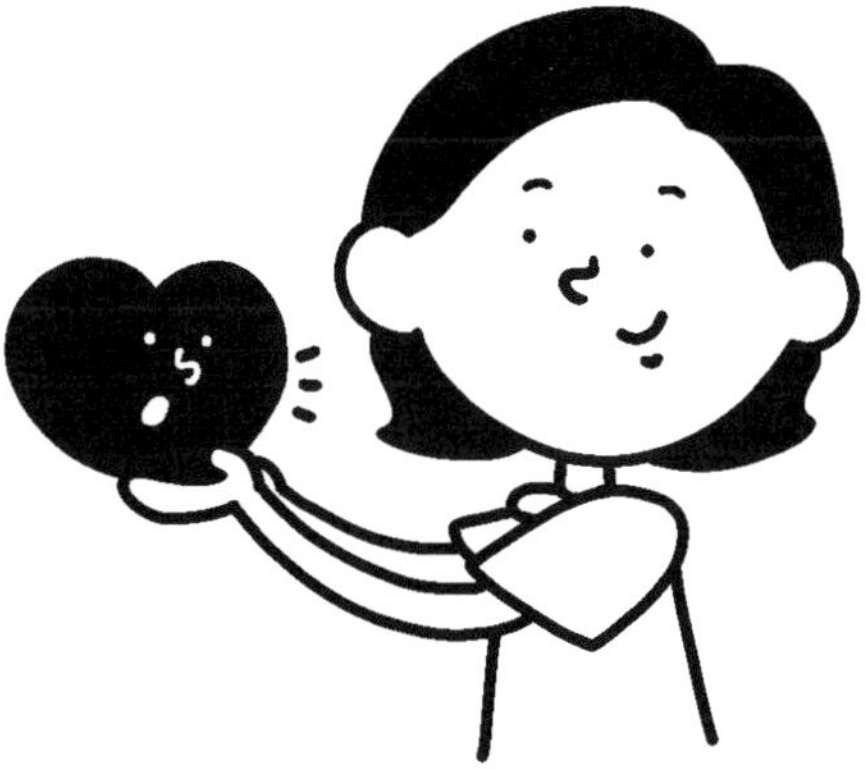

積極的傾聴や共感は、患者さんだけに使用すればいいと思っていませんか？　この２つは、どんな場面のコミュニケーションにおいても、とても大切です。これがないと、感情を軽視する、安易な解決策を提案する、話を中断する、自分に関する話を持ち出す、早々に話を打ち切るといった行動をとるリスクが高いです。

積極的傾聴は「患者さんの言語的および非言語的なメッセージに注意をはらい、意味をもたせること」と看護介入分類では定義されており、共感は「客観性を保ちながら他人が感じることを、あたかも自分のこととして感じる（または感じようとする）こと」です。

先輩の立場に立ってアドバイスを取り入れることも大切なワザになります。（松野下）

病棟での失敗談

コミュニケーションは難しい、そう思う人たちはたくさんいると思います。私もその一人です。そんな私が体験し、印象に残っている場面をお伝えします。

看護師になって二年目のころ、訴えが多い患者Aさんがいました。話を聞いてほしいと言われましたが「後で聞きますよ」と声をかけて訪室できないことがありました。するとAさんは「松野下さんが話を聞いてくれない」と大声を出すなど、不穏状態になりました。先輩にAさんの対応について相談すると「業務に追われることもあるけど、患者さんの声

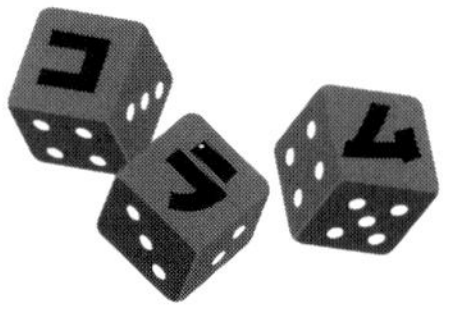

に耳を傾けるのも看護師としての役割だよ。一人で悩まないで私たちにも頼っていいからね。Aさんの良いところを褒めてあげて」とアドバイスしてくれました。次の日、Aさんに「昨日はすみませんでした。これからはできるだけ時間をとりますので、何かあったら声をかけてください」と伝えると納得された様子でした。Aさんはいつも笑顔で話をしてくれて、それから私が勤務の日は、Aさんみずから声をかけてくれました。それから私が勤務の日は、将来に対する不安がある際には真剣に耳を傾けました。「Aさんはこういうところがすごくいいですよね。それを生かして今後はこういう考えを持ってみるのはどうですか?」など、できていることは褒め、伸ばすような声かけをしました。Aさんはその後すこしずつ気持ちをコントロールできるようになっていきました。そして退院の日。「松野下さんがいてくれて良かった。もう入院しないようにすこしずつ頑張りたい。ありがとう」と涙を流して言ってくれました。

このエピソードは、私にとって忘れられないコミュニケーションの深さを教えてくれた大切な原点です。（松野下）

31 コミュニケーションはどこででも

デイルームやホールでなにげなく新聞やチラシを見ているだけで、患者さんから「何を見ているの？」と声がかかり、自然と話が膨らんでいくことがあります。

それをきっかけに患者さんの好きな物や嫌いな物、趣味や元気なころに行っていたことなどを患者さんが詳しく話してくれたり、同じ場所にいたほかの患者さんたちも集まり、対象の患者さんだけではなく、さまざまな患者さんの情報収集がその場でできてしまうことも。一挙両得！　直接部屋に行ってコミュニケーションを図ることも大切ですが、デイルームやホールなど、場所を変えてみると患者さんの新たな一面が見えてくるかもしれません。職場にコミュニティスペースがあればぜひ活用してください。

根拠

話しやすい環境づくり

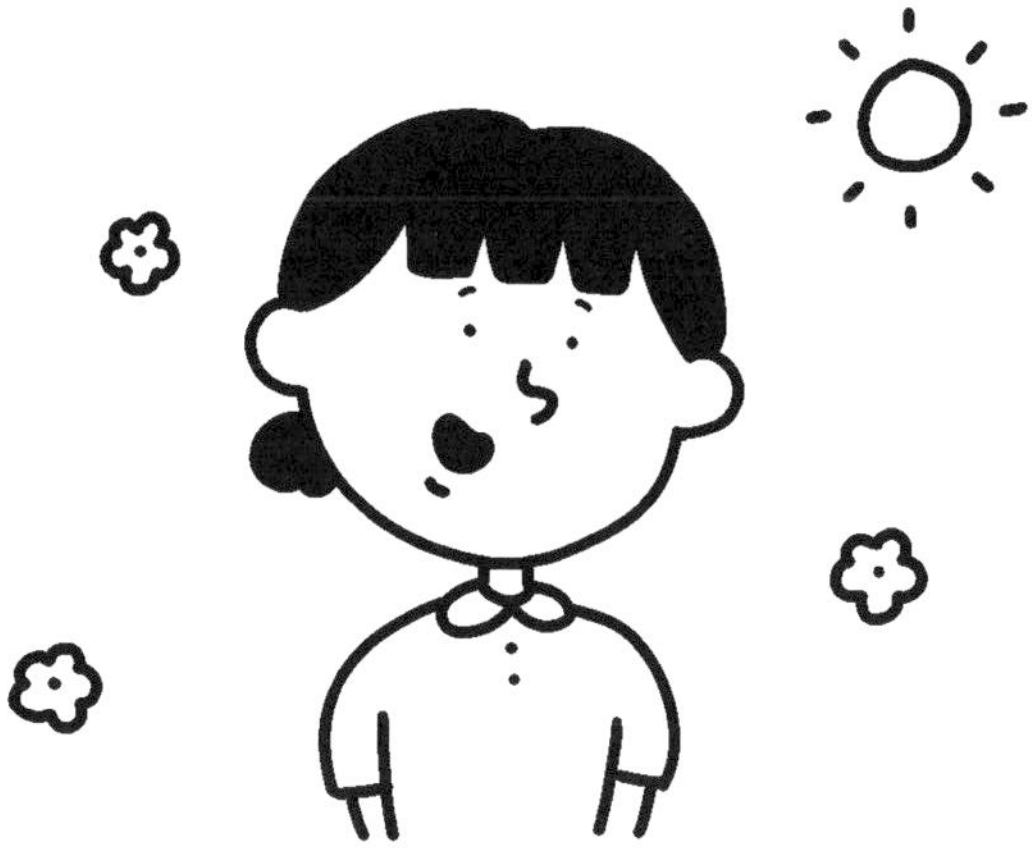

精神科看護において患者さんとコミュニケーションを図る際は、時間や場所、座る位置、部屋の明るさなど、環境を整えることが大切になってきます。病室ではなくデイルームやホールを活用することでコミュニケーションが円滑にいくことがあります。

ただ、これは患者さんの性格など個別性にもよります。デイルームやホールなど大勢の人がいるなかで話すほうが安心できる人もいれば、病室で静かに話したほうが安心する人もいるでしょう。日差しが入る場所で話すのもいいかもしれません。

大切なのは、どの場所においても話しやすい環境を作るということを意識することです。(髙橋)

32

切り替えスイッチ発動！

患者さんとのコミュニケーションのなかで、時にはネガティブな発言を受け止めなければならないこともあります。人によっては精神的につらくなってしまうことがあるかもしれません。

そんなときには、おいしい物を食べて早く寝ましょう！　ちょっとした自分自身へのごほうびも大切です。プチ贅沢もアリだと思います。

気分の波が激しい人と対峙したとき、コミュニケーションが図りづらいなと思ったことはありませんか。周りにそう思われないためにも、話しやすい雰囲気を醸し出せればいいですよね。

自分の気持ちを早めに切り替えられる人は、看護師として重宝されると思います。

根拠

情緒志向型コーピング

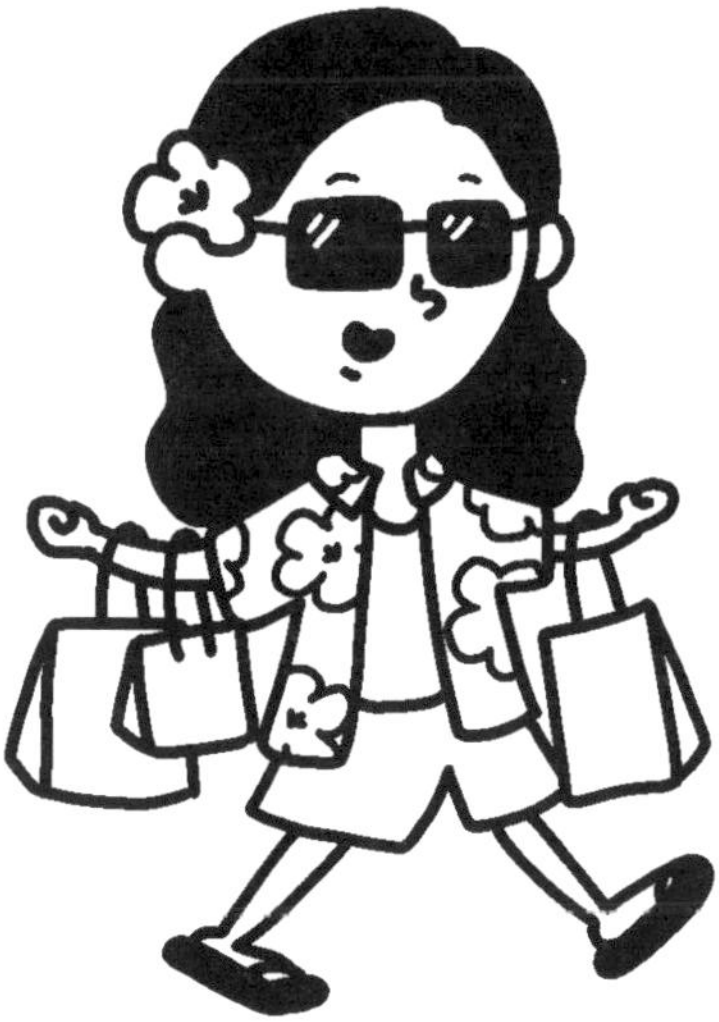

積極的に解決できない事柄に対して、精神的な負荷を軽くしようとする情緒に対しての対処行動（コーピング）のことです。

解決が難しい問題に悩み続けたり解決しようと行動し続けても、ストレスが溜まるだけのことがほとんどだと思います。

たとえば音楽を聴くことは情動的な苦痛を軽減してストレスに対処するワザです。旅行・買い物をするなどの気分転換もストレスマネジメントとして大切です。（髙橋）

33 「尋問」ではなく教えてもらう！

情報収集を尋問といってしまうと、なんとも聞こえが悪いかもしれません。ただ、皆さんにも経験がありませんか？　情報を収集するときに相手を質問攻めにしてしまっているかも……と感じたことが。もちろん質問することは悪いことではないです。相手に興味を持っている、理解したいという気持ちを伝える手段でもありますからね。そういった意味でも大事なのです。だからこそ『聞き方』もちょっとスマートに工夫をしてみたいものです。

そこで、教えてほしいという気持ちを意識して伝えてみませんか。唐突に聞くのではなんとも味気ないですから、「私はこうなんですけど○○さんはどうしてますか？」「そうなんですね！　それなら〜かもしれませんね」など、会話の前後に流れを作ったり、質問するタイミング、雰囲気作りをしてください。

手間と感じるかもしれませんが、得られる情報も格段に多くなりますよ。

根拠

共感と尊重：リスニングスキル

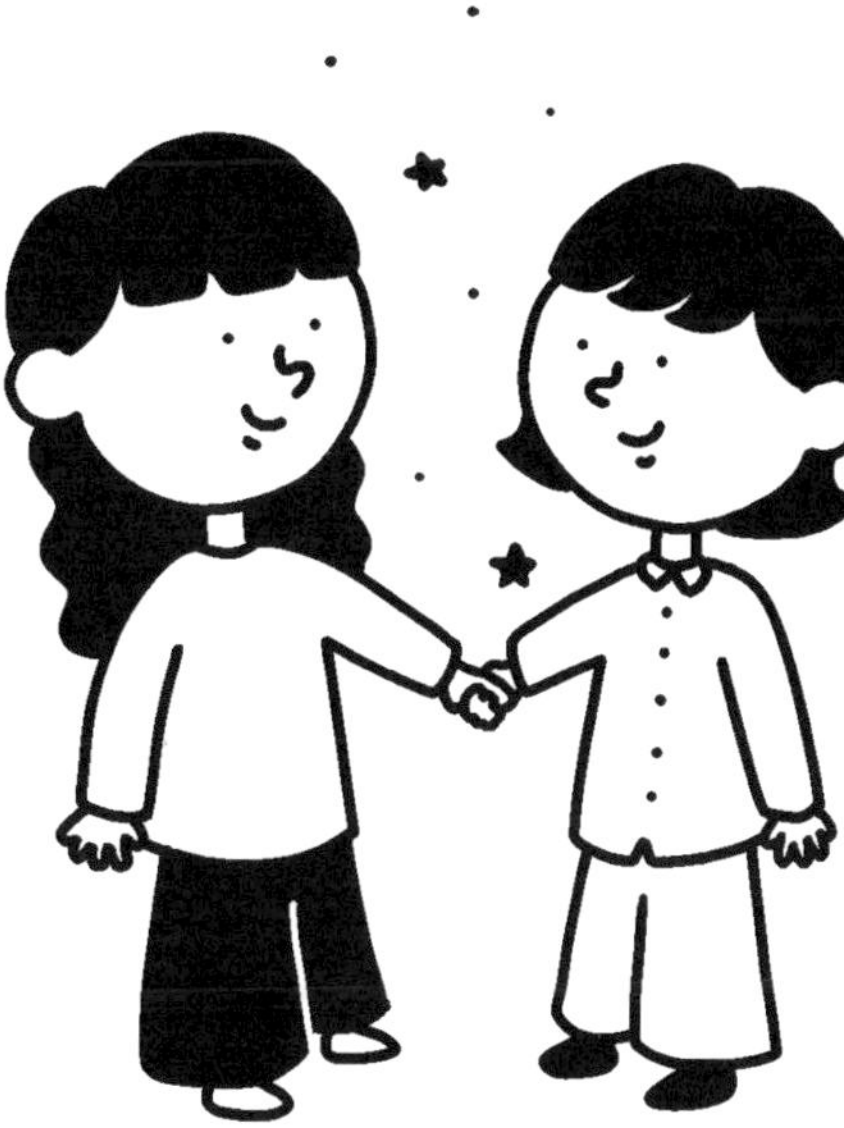

人との会話において、対立関係や説得・尋問になってしまうとコミュニケーションがうまく図れないことがあります。しかし、「相手の立ち場に立って寄り添う」こと（共感）を行えば距離感が縮まります。また、人は尊重されていると感じると相手を受け入れることが促されます。

聞くスキル（促しや質問のタイミング）により、相手と自分との関係性が良好に向かうことが考えられます。（糸井）

34

雰囲気イケジョ・イケメンに変身！

皆さんは、自分自身をどのようにコーディネートしてますか？　普段、服装や行動で自分自身の雰囲気を使い分けていると思います。

医療現場も同様ですよね。患者さんにはさまざまな年代の人がいるので、それぞれの年代に受け入れられる整容が必要です。

医療現場では、白衣やスクラブを着ていることが多いので、医療従事者として患者さんは無意識に皆さんを受け入れていますが、髪の色やまとめ方、爪や香りに関しても、自分の雰囲気をコントロールできれば、鬼に金棒ですよね。清潔感を出すために、髪はしっかりセットし、香りは強すぎない爽快感があるものにするなど、さまざまな年代の方に受け入れられる整容を意識してみましょう。

根拠

ノンバーバルコミュニケーション（非言語）・初頭効果

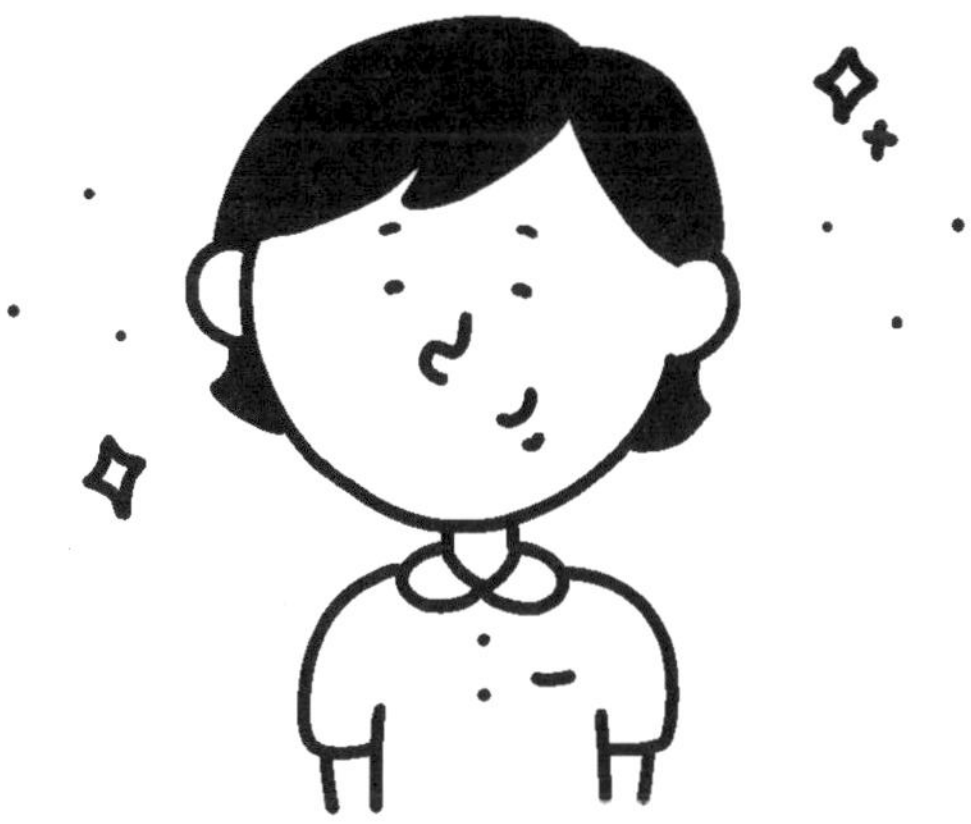

前項記載（p.53）。

看護師の病院での服装は白衣やスクラブですが、それに加えて髪型・化粧・持ち物などを意識することで、患者さん（各年代・性別・趣味嗜好など）が受け入れやすい様相にコントロールできます。見た目もノンバーバルコミュニケーションの1つです。

また、“初頭効果”というものがあり、最初に受けた印象がその後の人物評価に強く影響すると言われています。（小野坂）

35 感情に名前をつけてごらん？

患者さんとコミュニケーションを図っているときなどに、患者さんの感情や自分自身に沸き起こってくる感情……。

さまざまな感情があるけれど、モヤモヤしてなんだかわからないときがあるかもしれません。そんなときは、感情に名前をつけてみましょう。スッキリするかも！

たとえば、患者さんが治療の前に「なんだかわからないけれど、そわそわしているんです」と話していたとすると、「そわそわしているんですね。もしかしたら気持ちが『落ち着かない』のかもしれないですね」といったように、『落ち着かない』または、『そわそわ感』という名前をつけ、患者さんに伝えてみると、「私の話を聞いてくれた（感情に名前をつけてくれるくらい、私の話を聞いてくれていた）」「適切に認識してくれた」と感じることがあります。

また、自分自身の感情にも形を与えることで自己理解が深まりますよ。

根拠

ラベリング

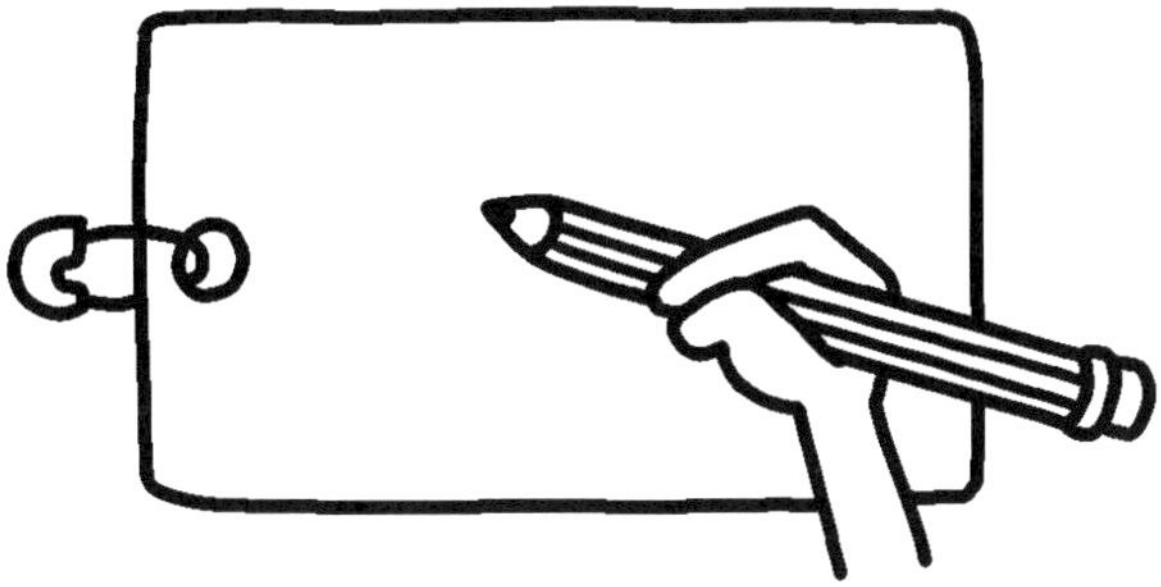

感情やその他の事象に名前を付けることをラベリングと言います。

感情などの形がないものは、そのままでは不安定のため、とくに客観視ができないときにストレスとして感じることがあります。そうした場合、ラベリングを行うことで自身の感情を認識して受け入れやすくなったりします。

ただ、感情はもともと形がないものですから、無理に枠にはめようとすると、もともとのものから変わってしまうリスクがあるかもしれないので、慎重に！（小野坂）

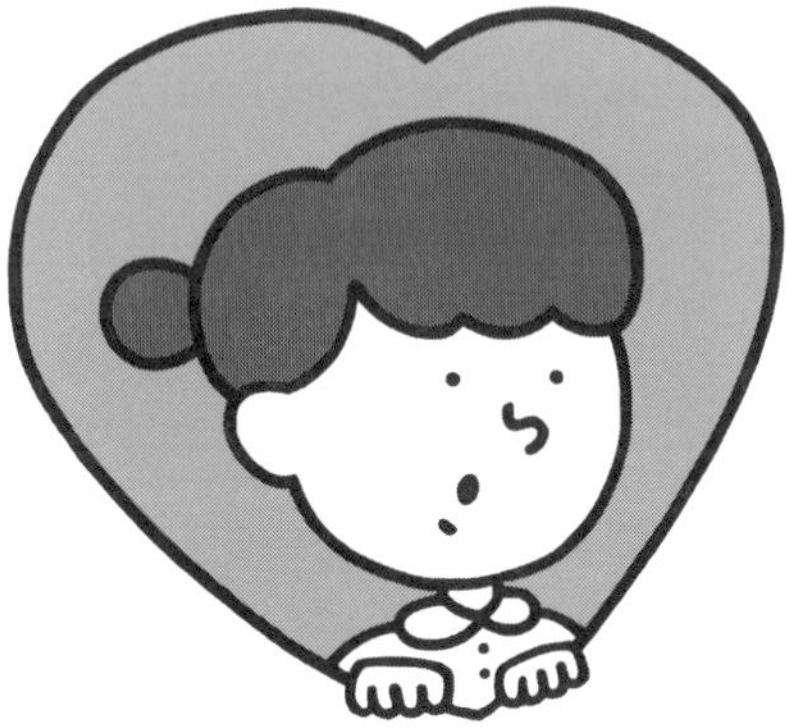

2章

コミュニケーションのマインド編

36
できている。それってあたりまえではない！

患者さんができていないことが、看護上の問題点になりがちではないでしょうか？できていなくてもいいではありませんか。その患者さんがその人らしくいられるのであれば。ストレングスの視点でかかわることをお勧めします。たくさんできていることを発見すると、その患者さんの良いとき・悪いときの行動を知ることができます。

表情やしぐさ、会話の内容に注目しましょう。良いときの患者さんの様子は自信に満ちあふれています。そのことをさらに「共感」できたならば、患者さんとの距離も縮まるのではないでしょうか。

根拠

ストレングス

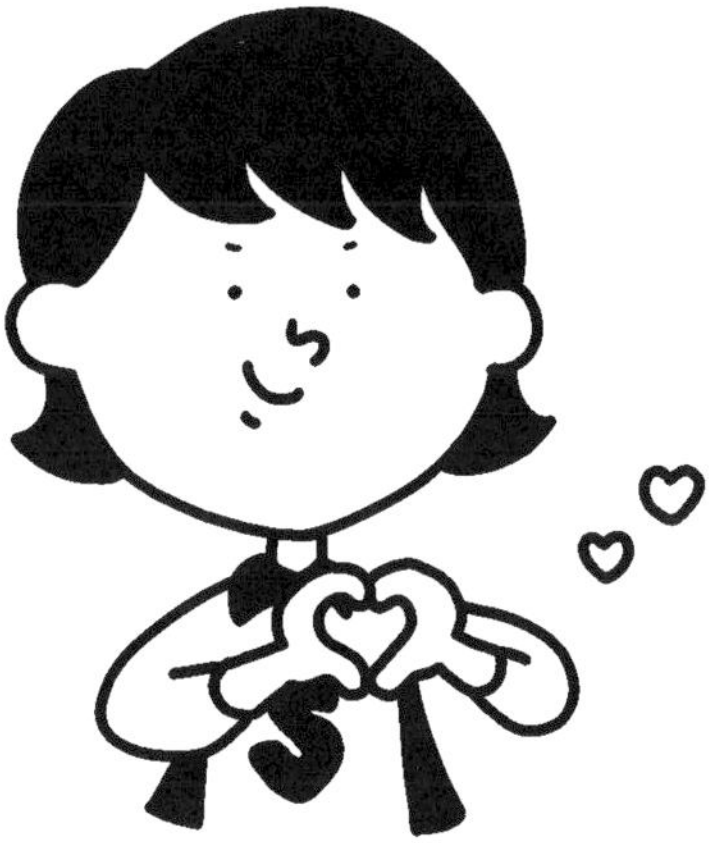

前項記載（p.15）。

私たち看護師はどうしても患者さんの問題点に着目してしまいます。もちろん問題点に着目することは大事です。しかし、コミュニケーションがうまくいかないなと感じたとき、思い切ってマインドを変えてみてください。できているところはどうしてもあたりまえに思いがちですが、それって素晴らしいことではありませんか？歩行が自立しているというのはあたりまえではありません。ストレングス（できている部分）なんです。

こういったストレングスのマインドで患者さんをみると、アプローチも変わっていくんですね。患者さんだけではなく、ぜひ職場の人や家族に対してもたくさんストレングスを見つけてください。（髙橋）

37 コミュニケーションが苦手でも輝ける！

「私、コミュニケーションが苦手なんです」。学生からこのような相談を受けることが多々あります。看護師は人とかかわる職業ですから、どうしてもコミュニケーションが必要になってきます。そのため、コミュニケーションを図れないとダメだと思ってしまうのも仕方ないかもしれません。

しかし、人には得手不得手があります。話すことが得意な人もいれば話を聞くことが得意な人もいます。話すのが苦手なら話を聞ける人になればいい！

話を聞けるということも看護師にとって、とても大切なスキルです。自分から話せないなら話してもらえばいいのです。「何か困っていることはありませんか？ 悩んでいることはありませんか？」。質問方法はいくらでもあります。相手から話してもらえるきっかけとなる質問をしてみましょう。

話すことだけがコミュニケーションでありません。話すことが苦手と思っているそこの皆さん！ あなたには話を聞ける才能が眠っているかもしれませんよ。話を聞くことも立派なコミュニケーションです。

根拠

ストレングス

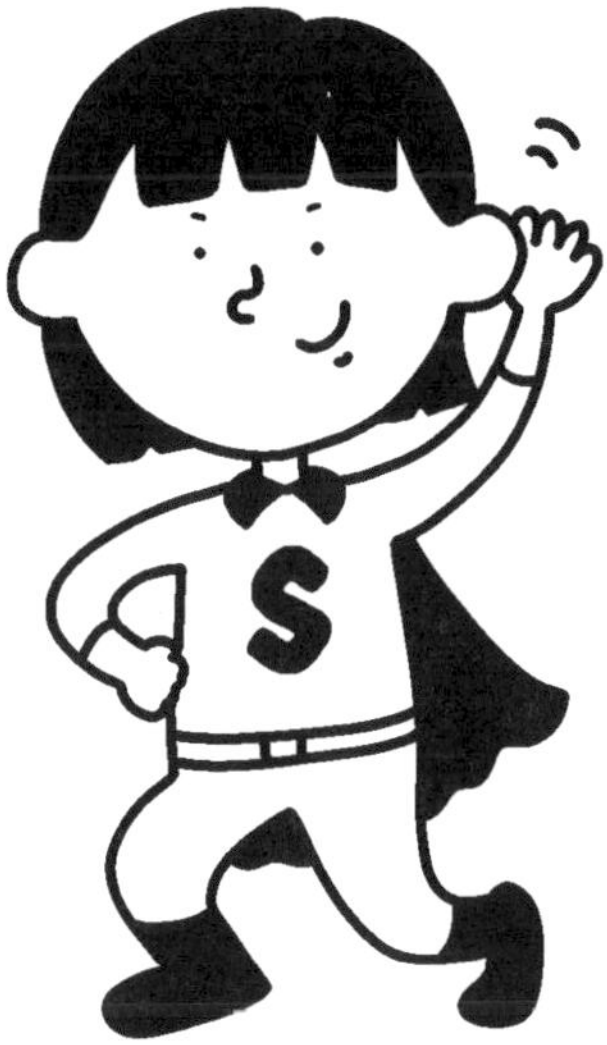

前項記載（p.15）。

コミュニケーションが苦手というのは、そのままとらえてしまうとできていない部分になりますよね。しかし、ストレングスモデルの視点で考えると、話を聞けるというストレングスになります。マインド次第で自分の弱点がストレングスに変わったりするんです。たとえば“頑固”という弱点をストレングスモデルのマインドで考えるならば意思が強いというストレングスで考えることができます。（川下）

38 言い方を変えると、世界が変わる！

みなさんの性格は、ネガティブですか？　それともポジティブですか？

性格は人それぞれですが、発する言葉やとらえ方って結構大切かもしれません。言霊という言葉もあるくらいですから。そして、性格によっていつもの発言が肯定的、否定的に偏ることがあります。

たとえば「お財布の中に、一万円しかない」と感じるか、「一万円もある」と感じるか……。

もし、「……しかない」というようにネガティブに感じてしまうときは、ポジティブに言い換えてみましょう。いろいろなものをポジティブに言い換え続けているうちに、ポジティブな言動や視点が自然と身についているかもしれません。そしてそれは患者さんや仕事仲間など、さまざまな人々に影響を与えます。

根拠

リフレーミング

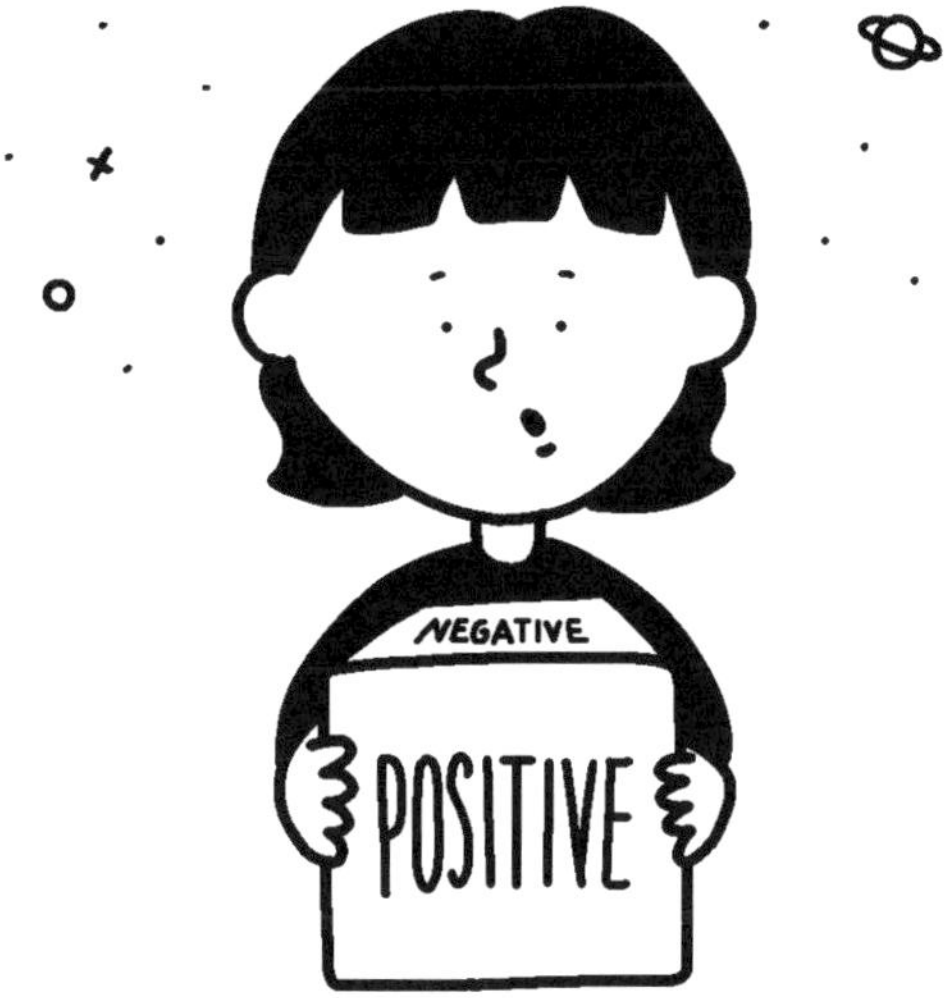

フレーム（枠組み）を変えるということです。また、意味づけを変えるとも言い換えることができるかもしれませんね。

皆さんが感じているネガティブな認識をすこしずらすと、意味が180°変わることが多々あります。それは、自分自身や患者さんも気づいていないことも。でも意味づけを変えるフレームを言語化しフィードバックをすることで、そこにポジティブな意味が生まれ、強みになります。（小野坂）

39 はじめからうまくはいかない！

すこし残酷な言い方かもしれませんが、今まで患者さんとのコミュニケーションでトラブルがないのは、偶然です。

いつかはトラブルが起こるものだと考えておきましょう。患者さんとうまくかかわっていたとしても、過去のことは忘れましょう。

大切なことは「以前はうまくいったのに」と落ち込まないことです。

うまくいったときとトラブルが起こったときでは、患者さんも違えば状況も違います。うまくいくために努力することは必要ですが、はじめからうまくいくと思い込みすぎないことが重要です。

失敗しても大丈夫！　というマインドが大切です。

根拠

トライ・アンド・エラー、試行錯誤学習

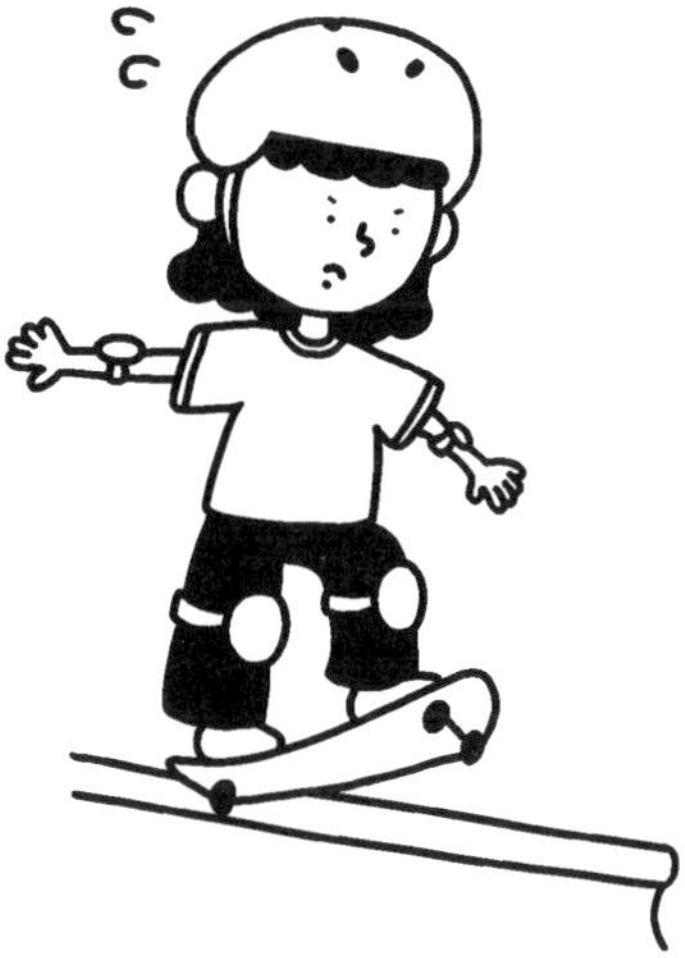

トライ・アンド・エラーや試行錯誤学習は、身につけたいマインドの１つです。

新しいスキルや知識を習得する過程では、失敗を恐れず何度も試すといった方法をとります。これは発達の過程で大切な学習方法です。

失敗から学び、改善する姿勢が必要であり、失敗を恐れすぎて行動できないことや、失敗して必要以上に落ち込んでしまうことで、コミュニケーションの頻度が低くなるリスクがあります。

ですので、「失敗しても大丈夫！」というマインドがなにより大切になります。（糸井）

40

一緒に楽しむ気持ち！

病院では季節の催し物やイベント、ゲームなどを実施していることがあります。精神科病院では、作業療法の一環として行われることもありますが、皆さんも病棟で季節の催し物やイベント、ゲームなどを行った経験があるのではないでしょうか？

このような機会は、普段とは違う患者さんの一面を発見できるチャンスでもあります。とにかく「一緒に楽しむ気持ち」が大切です。恥ずかしがっていては、その場の雰囲気が台なしになってしまいます。催し物やイベント、ゲームなど、そのとき、その場面で患者さんと同じ気持ちになることが大事なんです。気持ちの共有さえできればそのあとのコミュニケーションは盛り上がること間違いナシ！　楽しむ気持ちを全開放してみてください。

根拠

感情の共有

患者さんとの信頼関係を素早く構築するコツは、患者さんと同じことをすることです。一緒にTVを観る（短時間でもかまいません）、一緒にリハビリテーションをするなど同じことができそうなら何でもいいです。大切なことは、一緒に行ったときの感情を共有することです。

好きな人とデートに行ったときのことを想像するとわかりやすいかもしれません。話が盛り上がった経験がありませんか？　同じ体験をすることで感情の共有ができ、信頼関係がグッと構築しやすくなるんです。（髙橋）

訪問看護での失敗談②

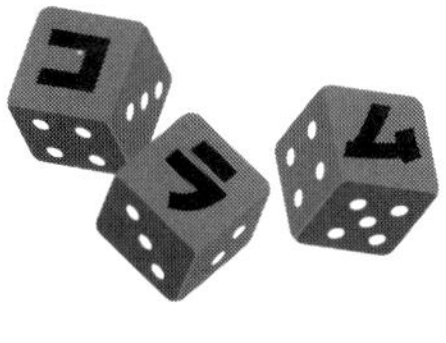

私が訪問看護に異動になって一年半ほどしたとき、利用者さんから拒否されたことがありました。理由は「話ができない。聞いてもらえない」という、訪問看護師にとってはなんとも致命的といえるものだったのです。

この一件があってからは、話を聞くことについてかなり意識するようになりました。そうすると、これまでの自分のコミュニケーションでのクセに気づくのです。相手の話を最後まで聞かずに自分が話をはじめる、早口、声が大きい、返答が待てない、よくしゃべる。

自分がほしい返答に誘導してしまう傾向もありました。このことを踏まえると、当時の利用者さんが私を拒否したことも容易に納得ができたのです。

そのころの私は明るい雰囲気、飛び交う会話こそがコミュニケーション大成功の証と思っていました。もちろんそれが好きな人もいるでしょう。でも人が違えばコミュニケーションもそれぞれに違うものです。コミュニケーションとは『やりとり』です。けっして盛り上がりや温度だけではありません。相手がいてこそですし、丁寧に重ねていかなければうまくいきません。コミュニケーションは一緒に作り上げていくものであると感じます。

コミュニケーションにおいて、相手の言葉を大切に受け取る、自分の言葉に気持ちを込めることはとても必要です。あたりまえといえばあたりまえなんですが、私はこの出来事がなかったら本当の意味でそれに気づくことはできなかったのです。

こんなことを言っていますが、あれから月日がたった今でも、ちゃんと意識していないとよくないクセが出てきてしまうので、私にとっては毎日といってもいいくらい頭のなかで思い返している、苦く大切な失敗です。（糸井）

41 スゴ腕看護師を手本にしない！

コミュニケーションを図るとき、ついつい病棟のスゴ腕看護師に目がいくことがありますよね。スゴ腕看護師が患者さんとどのようなコミュニケーションを図っているのか、興味を抱くことは大切です。しかし、スゴ腕看護師と同じようにコミュニケーションを図れないと気落ちしてしまうことがありませんか？　比較していませんか？

スゴ腕看護師に興味を抱きすぎることは厳禁です。スゴ腕看護師は皆さんと臨床経験も違えば、患者さんとかかわった時間も違います。手本にするのはいいのですが、しすぎないことが重要です。あくまでも参考程度にとどめ、自分らしいコミュニケーション方法を確立しましょう！

根拠

感情リテラシー・劣等感

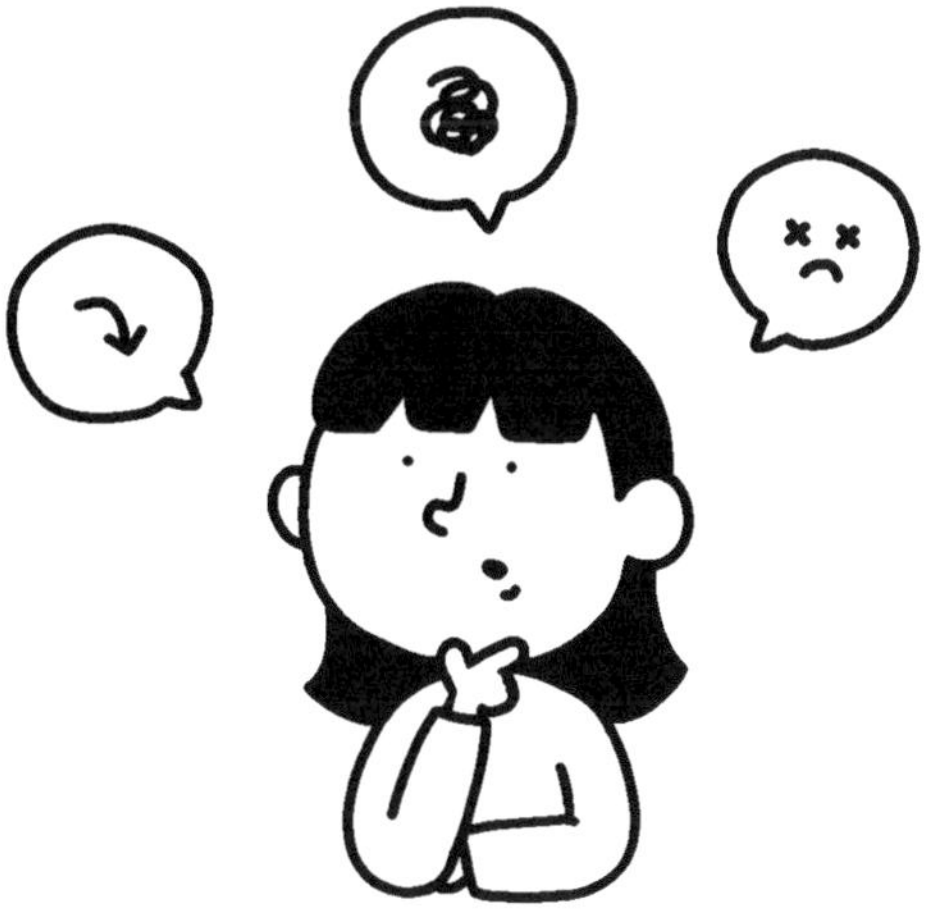

劣等感とは自分が他者より劣っているという感情で、エリクソンの発達段階やアドラーの心理学などに出てくる言葉です。

他者と比べることによって劣等感は生まれます。発達上必要とされることがありますが、不必要な比較や過度な劣等感は、抑うつ気分を促すことや、自己肯定感・モチベーションの低下も引き起こすことがあるので、気にしすぎないようにしましょう。

そのためにも「感情にふりまわされるのではなく、感情を使いこなす能力」である感情リテラシーが大切です。（糸井）

42 表現の傾向はニュートラルに！

コミュニケーションを図るときに、自分の主張ばかりする人っていますよね。逆に、消極的で自分の言いたいことが言えずに終わってしまう人も。

でも、コミュニケーションは双方の意見や情報を共有することが大切であり、相手を論破することは本来の目的ではありません。納得がいくまで話し合うことができれば、お互いが良い関係性になると思いますよ。

そのためにも、日ごろの言動から自分の自己表現の傾向を知り、攻撃的あるいは消極的に大きく偏っている人は、なるべくニュートラルになるよう心がけましょう。それだけで、あなたのコミュニケーションは格段によくなるはずです。

根拠

アサーション

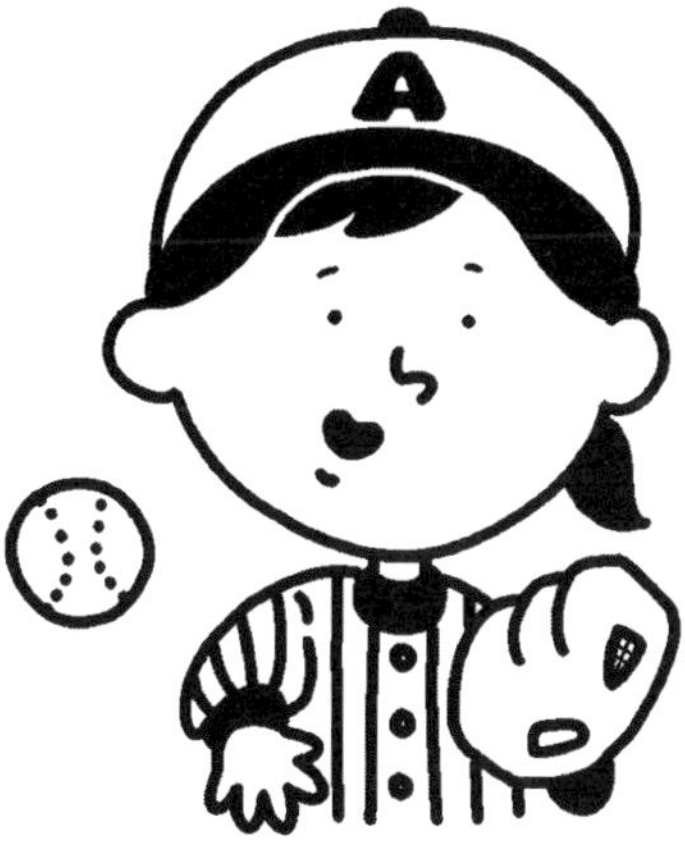

自己表現には、攻撃的・消極的・アサーティブの３パターンがあります。

攻撃的な自己表現は、自分の主張が強く、相手の権利が守れない傾向があります。一方、消極的な自己表現は、相手の主張を優先しすぎて自分の気持ちを抑え込むため、自分の権利が守れない傾向があります。つまり、どちらの自己表現もパワーバランスが大きく偏り、片方の権利しか守れない結果となります。

自己表現の要はコミュニケーションであり、言葉というボールのキャッチボールです。そこで、双方の関係性を高めるために重要なのがアサーティブな自己表現です。アサーティブとは相手と率直に意見を出し合って、納得がいくまで話し合い、相手と折り合いをつけようとすることを言います。お互いのなかに不満があまり残らず、結果的に双方の権利が守られます。（丸山）

43

ホントの自分を見てくれない

見た目じゃなくて、ホントの私を見てほしい！　そんなことを考えるあなた……。

患者さんは、看護師としてのあなたを見ています。だいたい人の印象の六割弱は見た目で決まると言われています。看護師に『白衣の天使』や『優しい人』といったイメージをもっている人に会った経験はありませんか？

初対面やそこまで深く付き合いがない人に向かって「自分を見て」と求めるのは疲れちゃいますよ！　人は、こころの中までは見られません。あくまで『看護師としての自分』を見せていると思えると、すこしこころが軽くなるかもしれないですね。

根拠

メラビアンの法則：7-38-55 のルール

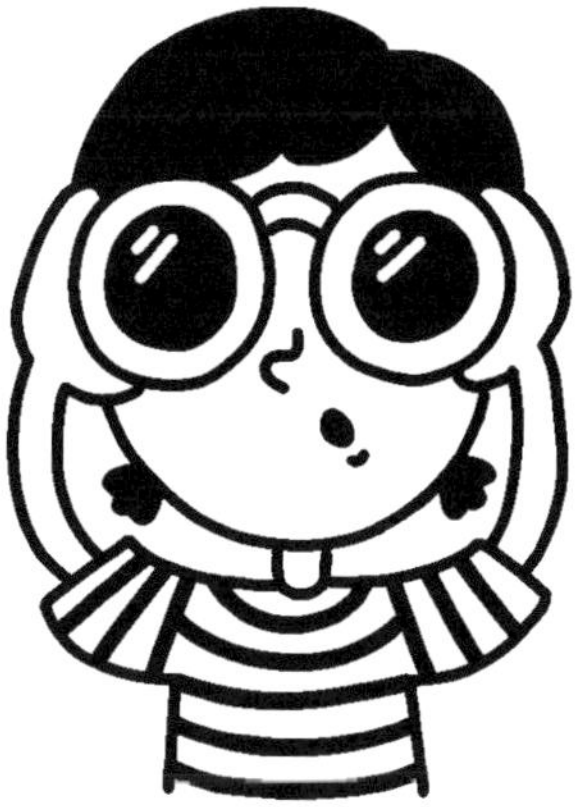

コミュニケーションにおける言語・聴覚・視覚の影響の割合を明らかにした“メラビアンの法則”というものがあります。
「7-38-55 のルール」ともいい、話し手が聴き手に与える印象の大きさは「言語情報：7%、聴覚情報：38%、視覚情報：55%」とされます。視覚情報が印象の半分以上に影響を与えますので、患者さんの印象には医療現場での姿が影響します。「看護師の○○さん」という印象を持たれることを念頭にケアを行ってください。（小野坂）

44 嫌われたというのは思い込みかも!

「もう疲れているでしょ? 早く帰ったら?」

(疲れていないのに、それって早く帰れってこと? 自分がいらないってこと?)

えーん……友だち(上司)に嫌われた(涙)

どうしよう!どうしたらいい?

と、テンパっちゃうことはありませんか?

でも嫌われたかも、と考えてしまうとき、ちょっと立ち止まってみてください。ホントにそんな意味で友だち(上司)は話していましたか? 表情は? 声のトーンは?

もしかしたら冗談だったり、あなたのことを心配して、ちょっと声が大きくなったのかも。あるいは、そういうコミュニケーションを図る人なのかもしれませんよ。

自分の考えの結果を飛躍させすぎると、事実とは異なってしまう可能性が高くなります。もし心配なら他の人に相談してみてはどうでしょうか。客観的な意見がもらえるはずです。

根拠

認知のゆがみ

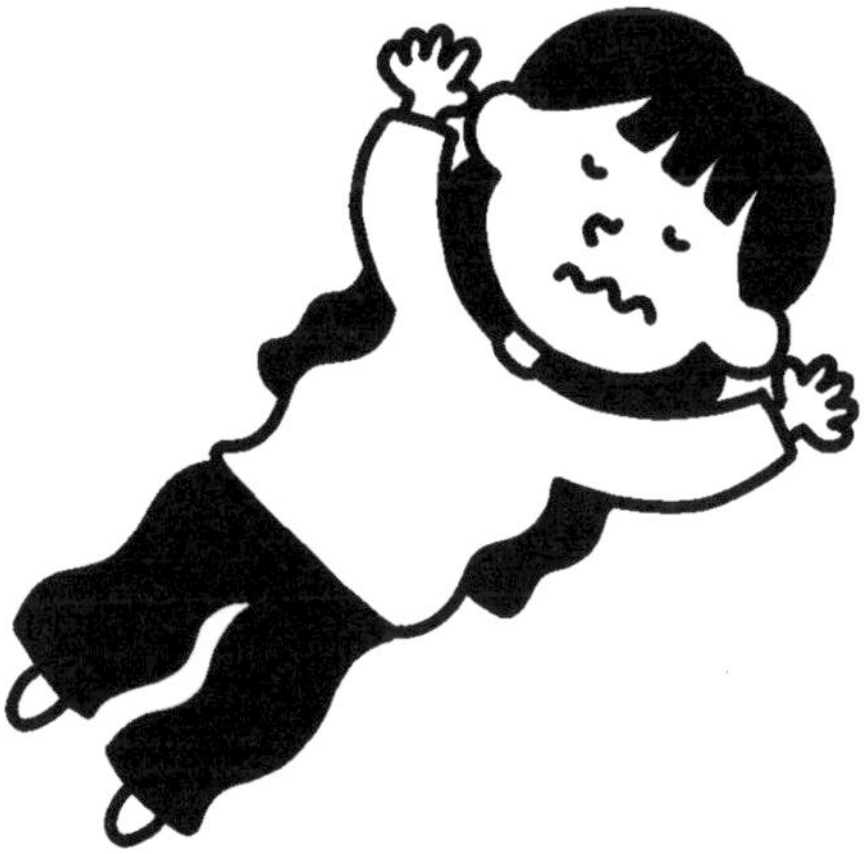

認知行動心理学に、“認知のゆがみ”という言葉があります。

人は自然と自分の傾向の思考になってしまうことがあります。ネガティブな思考傾向なら、自然と何事もネガティブな思考に偏ってしまいますね。これを認知のゆがみといいます。

自分の認知の傾向を知り、そのゆがみを変えることで、人生を今以上に楽に生きることができるかもしれません。（小野坂）

45 反応しないという表現もある

患者さんとコミュニケーションを図る際に、「声をかけても反応してくれない」「拒否された」などと感じる場面に遭遇することもありますよね。患者さんにそのような意図がなかったとしても、看護師側からすると、悲しくなる気持ちもわかります。

では、どのように考えればいいのでしょうか？　『声をかけても反応してくれない』という反応なんです。拒否されたのではなく『反応しないという反応』です。

一見、反応していないようにも思えますが、反応してくれてますよね。そういうふうに考えてみるといかがでしょうか。多少、気持ちが楽になりませんか？　一つの反応を違うマインドでとらえてみると新たな気づきがあります。いろんなマインドでとらえられるようになるとコミュニケーションの方法も変わってくるので、覚えておいて損はないかと思います。

根拠

リフレーミング

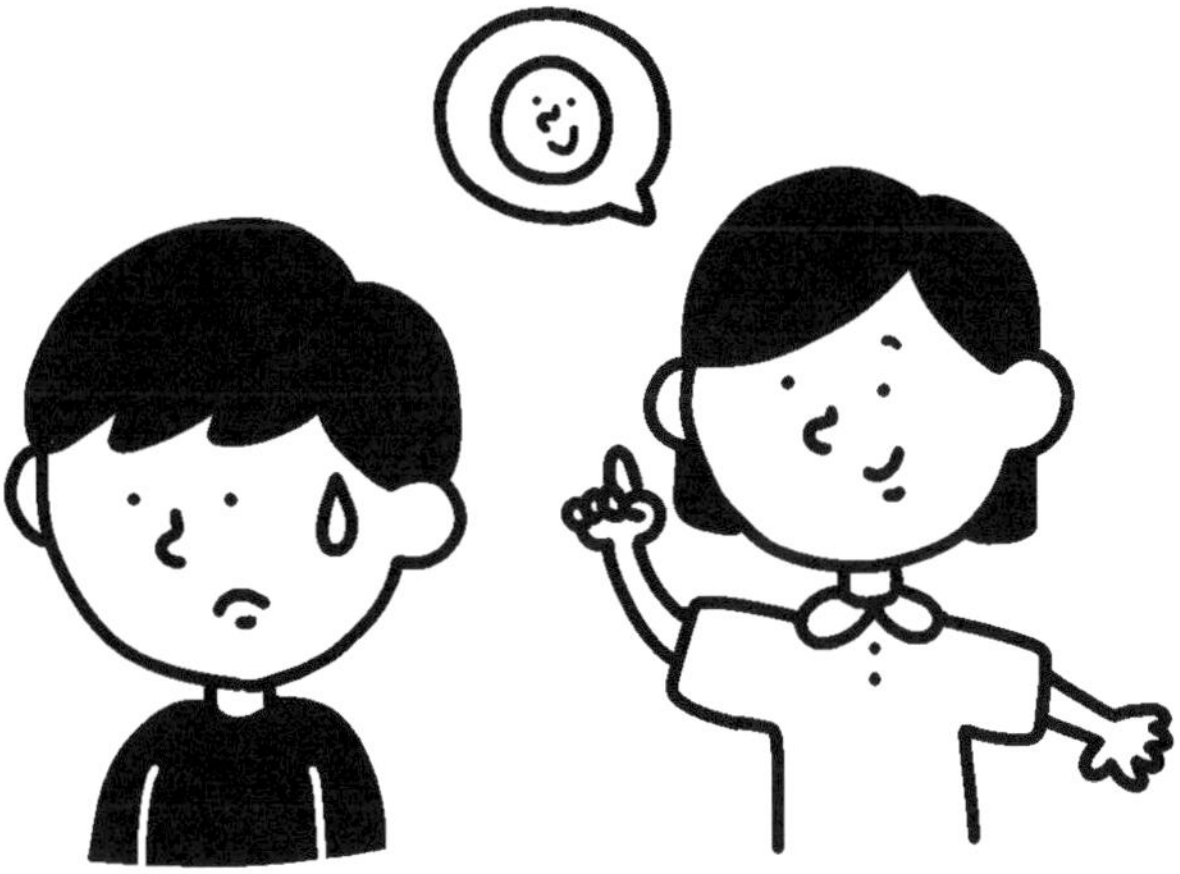

前項記載（p.97）。

たとえば、失敗をただのミスととらえるのではなく、学びや成長の機会としてとらえ直すことは、リフレーミングにあたります。看護師が患者さんに対して否定的な見方をするのではなく、その事実をどうとらえるかを変えることで、気持ちを落ち着かせ、モチベーションを高めたりする効果があります。

ぜひいろんな場面において、リフレーミングしてみてください。（川下）

46

文化が違ってあたりまえ！

「人と会ったときはあいさつする」「荷物は床に置かない」「トイレの後は手を洗う」……『あたりまえ』って思いますか？

先輩や上司、または患者さんとかかわっているときに、話の内容や行動にズレを感じる瞬間があるかもしれません。

『えっ、なんでそうしなければならないの？』『これってあたりまえなの？』

もしかしたら、それって自分と違う価値観を持っている人や職場なのかもしれません。

家庭や職場にはそれぞれ歴史があります。人にもそれぞれ歴史や経験があり、それが積み重なって、そこに文化のようなものが生まれます。

もしかしたら、看護師のような対人援助職は、毎日が異文化との出会いの連続なのかもしれません……。

そんなときは、相手と文化が違うことを前提として、自分と同じところ、違うところを知ろうと心がけるだけで新たな発見があるかもしれません。

根拠

異文化コミュニケーション

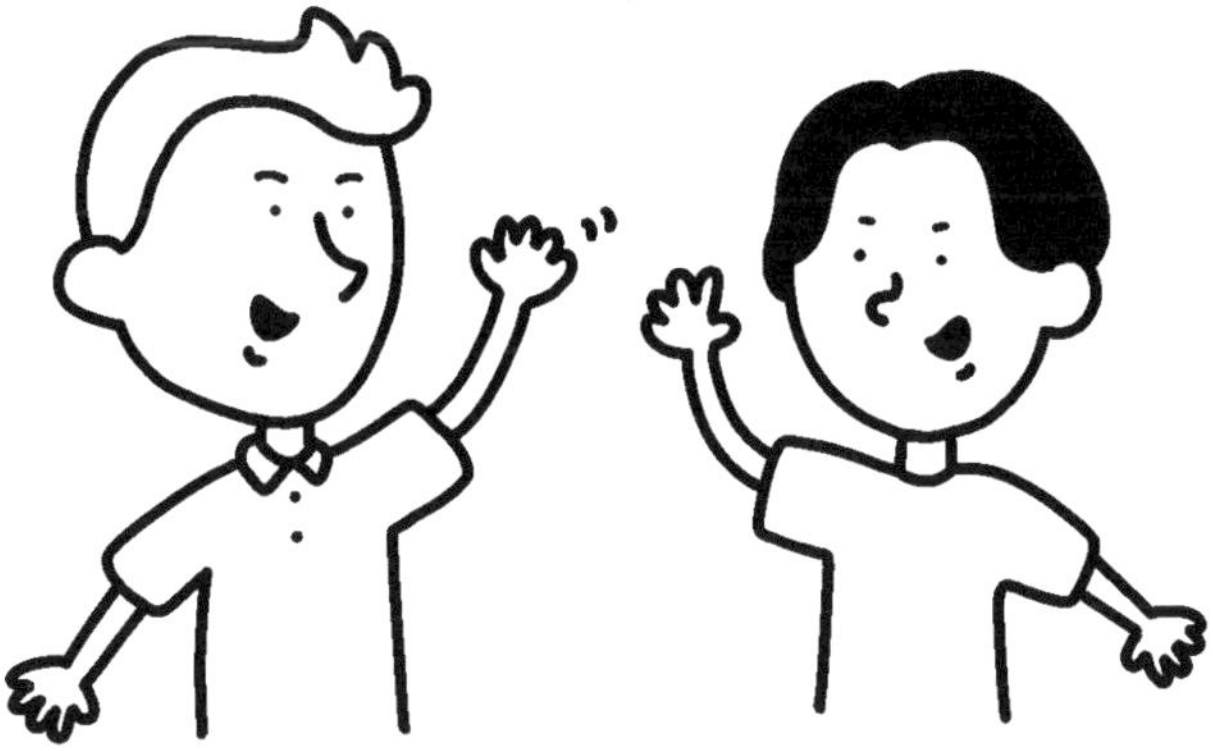

異文化とは、ある人が所属する文化と異なる文化を示しており、わかりやすい例としては、日本と海外の文化の違いがあります。これは言い換えると、各家庭でも当てはまるのではないでしょうか。各家庭で育て方や考え方は異なり、年齢はその環境で育った期間を表しています。そのため、話の内容や行動にズレを感じる相手は、自分とは別の文化・常識を持っている人と考えて、異なる文化的背景を持つ人々のコミュニケーションや文化の理解というマインドでかかわることも必要かもしれませんね。（小野坂）

47

『抱いてはいけない』という感情もあっていい。だって人間だもの

看護師として「こんな感情を抱いてはいけない……」と思ったことはありませんか？　患者さんに対して、「イライラ」してはいけない、「ムカムカ」してはいけない……。『看護師』なんだから……。

いやいや、看護師だって、「人間だもの」。ネガティブな感情は生まれるし、湧き上がってきます。打ち消すことは、なかなかできないですよね。

また、ネガティブな感情は生きていくうえで必要なものでもあるので、それを否定しないようにしましょう。

自分の感情を否定しては、疲れちゃいます。ネガティブな感情を抱いているということを認めることも必要ですよね。

根拠

感情労働

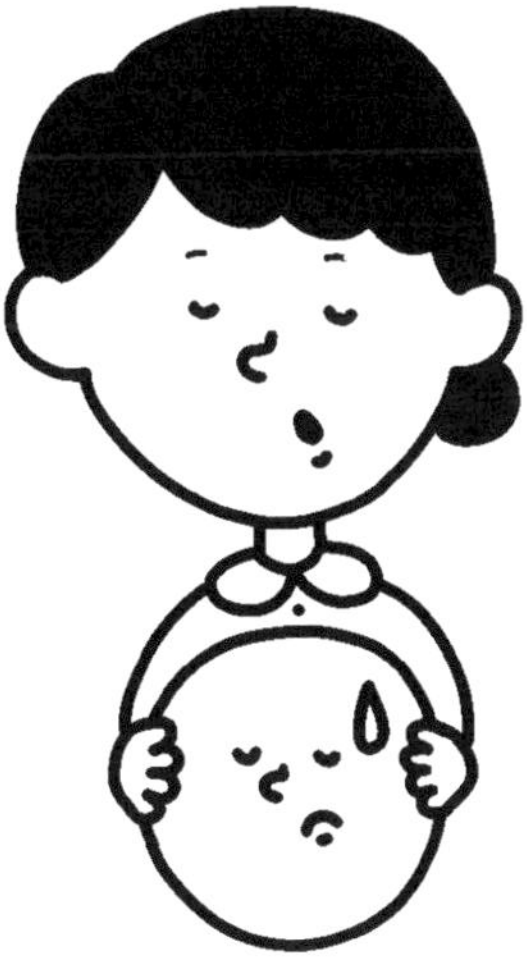

感情労働とは、職業規範として感情の抑制や緊張を抑える労働の一種であり、職務として、表情や声や態度で適正な感情を演出することを求められる仕事のことを指します。

看護師だから患者さんにネガティブな感情を持ってはいけないなど、自分が今抱えている感情とその感情をコントロールしようとする思いとのズレが大きいほど、ストレスが大きくなります。相手に対してイライラするときなどは、自分がネガティブな感情を持っていると認め、無理にその感情を打ち消そうとコントロールしようとしない（受け入れる）ことでズレが少なくなり、感情労働も軽減します。（小野坂）

48

思っているほど人はあなたに興味がない！

働いていると、周りの人のことが気になりませんか？　「あの人は私のことをどう思っているんだろう？」「私はどう評価されているんだろう？」など、気になって眠れなくなったりする日がありませんか？　こういうことを考えれば考えるほど思考回路は負のループに陥りがちです。

しかし、自分が考えているほど、周りの人はあなたのことに関心がないと考えてみたらどうでしょうか。眠れなくなるほど考えていたのがもったいなかったなと思うかもしれません。

意外に人は他者へ関心がないものなのです。自分にしか関心がありません。そう考えてコミュニケーションを図ると気持ちが楽になるかと思います。

根拠

自己中心性バイアス

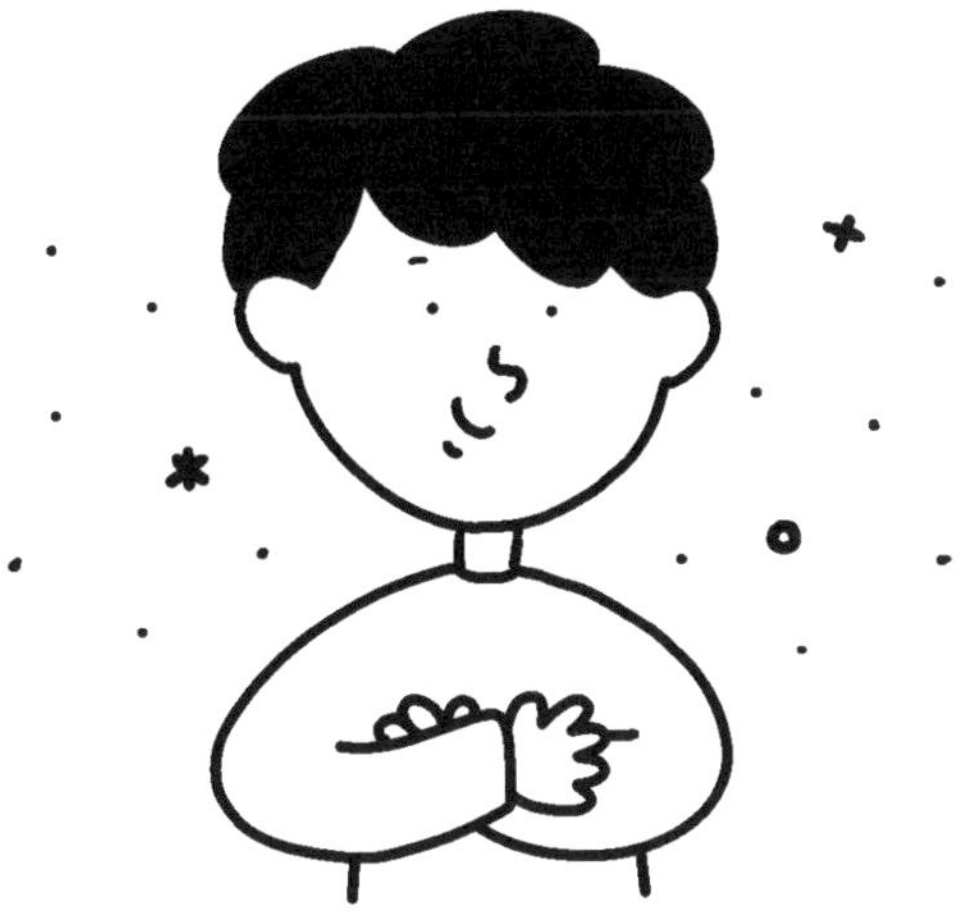

人は基本的に自分の問題や関心事に集中しがちです。これを自己中心性バイアスと言います。

自分の視点や経験がいちばん重要と考えてしまう傾向があるため、じつはあまり他者には関心がないのです。周りを気にして消極的なコミュニケーションになるよりも、自己中心性バイアスというマインドがあるということを知ったうえで積極的にコミュニケーションを図るほうが数倍、対人関係がうまくいくのではないかと思います。（川下）

49 好かれようと思いすぎない！

「嫌われたくない」のはわかります。私だって嫌われたくありません。嫌われないように誰にでも親切にかかわることはとても大切なことですし、とても素晴らしいことだと思います。そんな人を八方美人と揶揄したりする人もいるかもしれませんが、気にする必要はありません。それも立派な才能なんですから。

ただ、私がここで言いたいことは、自分自身に負荷をかけすぎないということです。嫌われたくないという思いが強すぎて、誰にでも親切にしてしまう、仕事を頼まれたら断れないなど、そういう場面に遭遇することもあるでしょう。そのときに一度、自分へ問いかけてほしいのです。「自分は無理をしていないか？」と。

無理が続けば、最終的には自分の体調が崩れることがあるかもしれません。嫌われないように振る舞うことも大切ですが、まずは自分のことを大切に考えてほしいなと私は思います。できる範囲で嫌われないように振る舞う。常に気を張っていては疲弊しますよ。そんなに気を張らなくともあなたのことを理解してくれる人は、きっといるはずです。

根拠

過剰適応

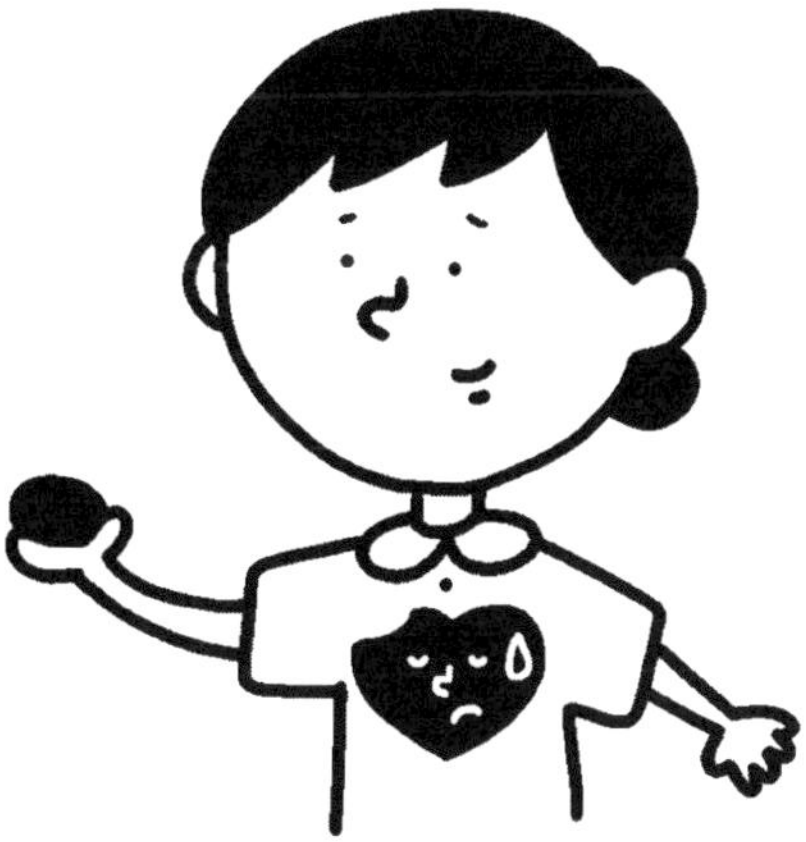

過剰適応とは、職場や人間関係において、自己の考えや行動を二の次にして、他者の要求を優先することです。これは、一種の自己犠牲ともいえると思います。

過剰適応は感情労働が求められる看護職に多く見られ、自分の感情を抑えてまで患者さんやスタッフの要求に応えたりしようとする状態です。その結果、疲労やストレスが蓄積し、抑うつ傾向や自己不全感を強める可能性があります。

過剰適応を予防するためにも、定期的なセルフモニタリングが大事になります。（川下）

50

ようこそ！コミュニケーションの沼へ

コミュニケーションは、日常みんなが図っていることです。みんなが、「できている」と思い込んでいることであり、できていると思っていても自分自身の気持ちを一方的に相手に投げていることがよくあります。

また、コミュニケーションのとらえ方は人それぞれです。そのときどきの状況においてもとらえ方が違うので、その都度相手の状況やフレーズを考えて使うことが必要になります。

考え続けると、どうすればいいのか、どういう考え方があるのか、どんな手法があるのかどんどん知りたくなって沼っちゃいます。そんなコミュニケーションの沼にハマってみませんか？

根拠

こころは解明されていない

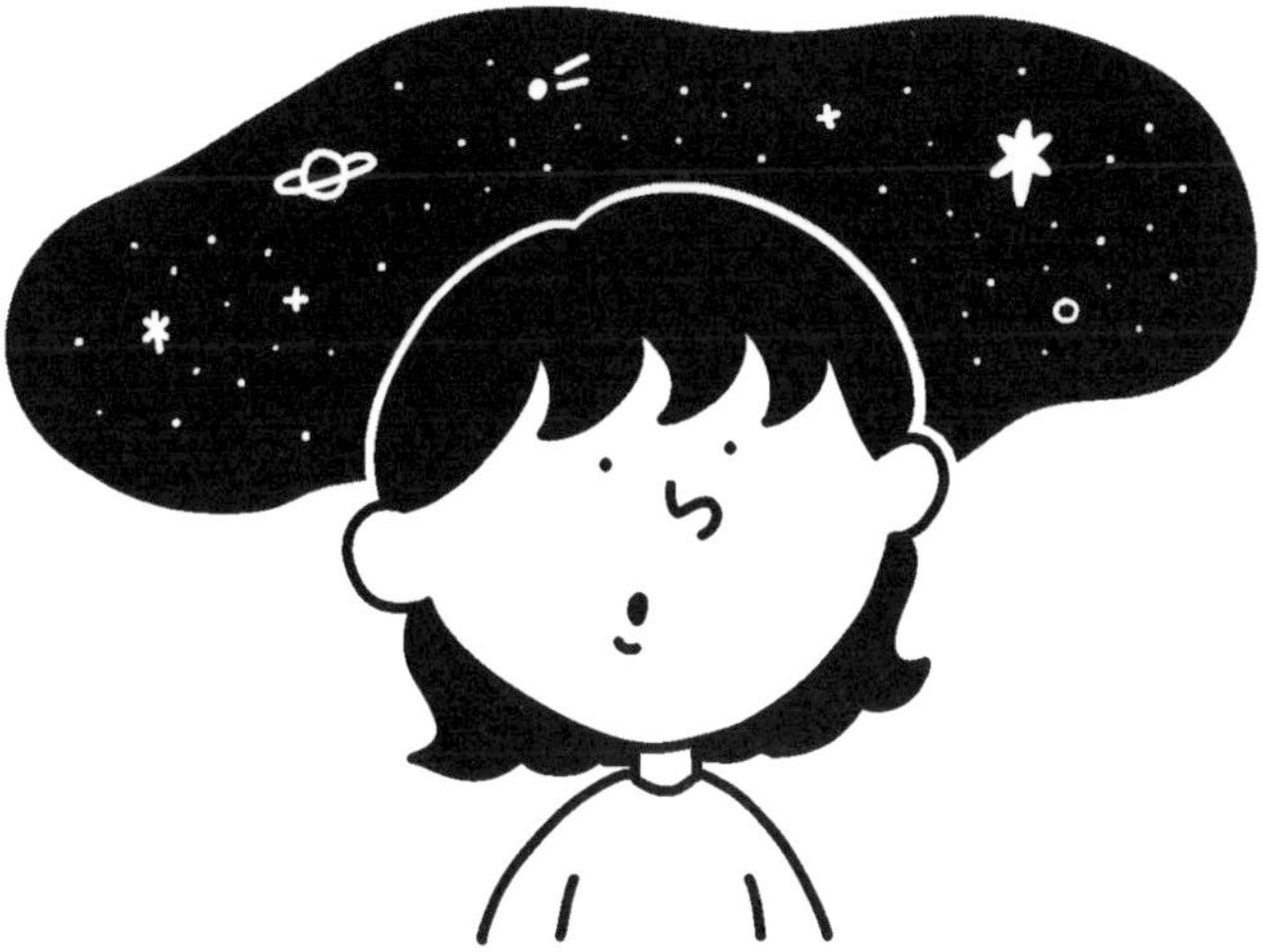

人のこころはどこにあるのか？　科学的には、脳といえるかもしれません。しかし、「胸が高鳴る」などの言葉があるように、体感的には胸と感じることが多々あります。

こころはいまだに完全に解明されていない複雑な領域です。心理学や神経科学の研究は進展していますが、人間の感情、思考、行動の根本的なメカニズムも、まだ完全には理解されていません。

解明されていないからこそ、相手のこと（こころ）を考え続け、コミュニケーションについて個別的に使い分けることが必要なのだと思います。（小野坂）

おわりに

本書では、普段なにげなく行っているコミュニケーションに焦点を当て、1分で劇的に変われるワザやマインドを取り上げました。このワザやマインドを取り入れることでその後どのようにプラスの結果に変わるかをお伝えしたいと思います。

残念ながら自分の性格は簡単に変えることができません。しかし、自分自身の意識や行動は、自分自身でコントロールできます。そして意識や行動を変えること、つまりコミュニケーションを変えることで良い結果が得られれば、その変化した意識や行動を継続するはずです。それらの積み重ねによって、人と人との関係性が良好になることを実感できるでしょう。そして、それは職場だけでなく、プライベートでも充実感を得られ、人生における自身のＱＯＬ（クオリティ・オブ・ライフ）が高まる手がかりになると確信しています。その意識や行動を変えるためのヒントが今回のワザやマインドになります。

人は生きている限り他人とのかかわりを避けることはできません。とくに医療職では、対人関係は避けられません。そして、対人関係はしばしばストレスの原因にもなります。しかし、「前よりすこしうまくかかわれた」「以前は苦手だった人と気軽に話せるようになった」と感じられるようになると、コミュニケーションが良好に回り始め、その過程で楽しさも感じられるようになるのです。そして、その結果、もしかしたら自分自身がなりたい自分になっているかもしれません。

本書をお読みいただいた読者の皆さまは、書かれている50のワザやマインドについて「これってさっきの内容と矛盾していない？」と思うことがあるかもしれません。しかし、コミュニケーションには「これをすれば大丈夫」という確実な答えは存在しません。大切なのは、よいかかわり方を常に考え続け実践することです。これに楽しさを感じられるようになったあなたは、きっとコミュニケーションの沼にハマることでしょう！

最後に、私は消化器外科病棟に勤務していたとき、人のこころやコミュニケーションに対して壁にぶち当たり悩んだことで、心理学の道に進みました。その後、精神看護の領域に足を踏み入れ、いろいろ悩んで実践したからこそ現在の自分がいます。これまで培ったコミュニケーションが今回、書籍化という形で皆様の一助になればと考えております。

編集部の皆さま、ならびに本書の執筆にご協力いただいた後藤師長、卒業生の徳留さん、その他これまでかかわったたくさんの方に心より感謝申し上げます。ありがとうございました。

２０２４年7月　小野坂益成

著者紹介

川下貴士
（松蔭大学看護学部精神看護学助教）

看護師・保健師・公認心理師。長崎県出身。1983 年 9 月生まれ。地元の高校卒業後、介護士として老人保健施設に勤務。県立長崎シーボルト大学（現：長崎県立大学）卒業後、地元の公立系精神科病院へ就職。その後、目白大学大学院看護学研究科修士課程を総代で修了。精神科看護師として順調にキャリアを積んでいくなか一念発起し、縁もゆかりもない神奈川県で私立系の看護大学の助手として勤務。順調だと思われたなか、まさかの 1 年で退職し、人生最大の絶望を味わう。その後、持ち前のポジティブさと適当さ、精神看護への愛で 2019 年から現職。「看護は思いやり」を信条に「ストレングス」「リカバリー」「ポジティブフィードバック」を学生へ伝える一方で、休日は精神科訪問看護や在日ラテンアメリカ人のメンタルヘルス支援に参加するなど精力的に活動している。2024 年 8 月から日本看護協会出版会『コミュニティケア』誌にて「精神科訪問看護へようこそ」を連載。趣味のゲームが昂じて、VR の研究を進めている。

小野坂益成
（松蔭大学看護学部精神看護学講師）

看護師・臨床心理士・公認心理師。新潟県出身。埼玉県にある総合病院の消化器外科病棟に勤務し、がん患者の急性期・慢性期・終末期を経験。一連の治療中の患者さんに対してのかかわり方に興味を持ち、カウンセリングなどの研修に積極的に参加。しかし、そのなかでコミュニケーションや表出される感情に対して、どのようにかかわれば良いか悩み、心理系の大学・大学院に進学する。大学院では、臨床心理学や発達心理学・学校心理学などを学び、教育方面にも興味を持ち始め、不登校・ひきこもり支援に参加。その後、不登校児童・生徒が通う適応指導教室の指導員を経て、精神科病院へ看護師として就職する。2015 年から現職。現在も非常勤の病棟看護師として精神科病院に勤務したり、心理士として認知症疾患専門病院の外来に非常勤で勤務している。ほかには、不登校・引きこもり支援の NPO や、在日ラテンアメリカ人のメンタルヘルス支援にも参加。現在、動画作成にハマッている。「なんだか、いつも働いている」とぼやくことが多い。

監修・執筆協力者一覧

監修

福井英理子
（東邦大学医学部精神神経医学講座助教／精神科専門医／精神保健指定医／医学博士）

執筆協力

髙橋昌幸
（医療法人秦和会訪問看護ステーションえみふる施設長／精神科認定看護師）
p18、26、34、80、82、92、100

小沼桂介
（一般社団法人 Smile Plus 理事／特定非営利活動法人ゆこびと理事／
特定非営利活動法人ぴあはーと理事／
一般社団法人在宅医療協会グレース訪問看護ステーション城東非常勤看護師）
p38、56、60、62、66

糸井育
（医療法人興生会相模台病院訪問看護ステーション主任）
p72、74、84、98、102、104

松野下和臣
（医療法人興生会相模台病院精神科病棟看護課長／認定看護管理者ファーストレベル）
p42、44、48、76、78

丸山昭子
（松蔭大学看護学部精神看護学教授）
p50、106

※本書のコラムや事例に登場するスタッフや患者さんは、著者の体験に基づくフィクションです。実在するスタッフ、患者さんなどとは関係ありません。

対人関係《たいじんかんけい》がうまい看護師《かんごし》が
あたりまえにやっている50のこと
ーストレングス、リカバリー、ポジティブ
フィードバック……コミュニケーションに
自信《じしん》をもつにはちょっとだけ理由《コツ》がある！

2024年9月10日発行　第1版第1刷

著　者　川下《かわしも》 貴士《たかし》／小野坂《おのざか》 益成《ますなり》
発行者　長谷川 翔
発行所　株式会社メディカ出版
〒532-8588
大阪市淀川区宮原3－4－30
ニッセイ新大阪ビル16F
https://www.medica.co.jp/
編集担当　詫間大悟／山田美登里
装　幀　市川 竜
本文イラスト　momo
組　版　イボルブデザインワーク
印刷・製本　日経印刷株式会社

ISBN978-4-8404-8520-3　Printed and bound in Japan

当社出版物に関する各種お問い合わせ先（受付時間：平日9：00～17：00）
●編集内容については、編集局 06-6398-5048
●ご注文・不良品（乱丁・落丁）については、お客様センター 0120-276-115